共生社会をめざす
地域包括ケア論

―基本から実践につながる演習まで―

編著
王 麗華
大東文化大学スポーツ・健康科学部看護学科・教授

平山 香代子
和洋女子大学看護学部看護学科・准教授

はじめに

　少子高齢化が進み、人口動態および疾病構造の変化に伴って、人々の暮らし方や療養の場も多様化している。また、地球の温暖化や国境を超えた人の移動により、地域にも様々な変化をもたらしている。このような状況のなか、国は医療資源を効率的に利用できるように「地域医療構想」を推進するとともに、人々が地域で療養できるよう地域包括ケアシステムを構築している。

　看護教育において、厚生労働省は、2018年第1回「看護基礎教育検討会」の「開催要項」において「少子高齢化が一層進む中で、地域医療構想の実現や地域包括ケアシステム構築の推進に向け、人口及び疾病構造の変化に応じた適切な医療提供体制の整備が必要」と示し、「これらの変化に合わせて、患者のケアを中心的に担う看護職員の就業場所は、医療機関に限らず在宅や施設等へ拡がっており、多様な場において、医師など多職種と連携して適切な保健・医療・福祉を提供することが期待されており、患者の多様性・複雑性に対応した看護を創造する能力が求められている」と、看護基礎教育の内容および方法を見直す試案を示している。そして「看護基礎教育検討会」での議論を受け、2022年度から看護基礎教育の新カリキュラムにおいて、「地域包括支援」として地域および地域に暮らす人々の理解と療養場に応じた看護の教育内容が強化されている。

　本書では、看護教員・看護学生・実習指導を担う指導看護師を対象に、「地域包括」を看護の視点から解説し、地域での看護とケアの理解を深めることを目指している。本書は、各章のテーマに合わせた「予習シート」を用いて、すでにもっている知識を地域包括ケアに活かせるような形で解説を展開している。また、「振り返りシート」にて、知識を統合し学習内容を深める。各章の内容は以下のとおりである。

　第1章から第3章までは、地域共生社会を構築するにあたり、看護職は看護やケアを実施し、創造する能力を培うことが重要であることを提示している。第1章では「地域」や「地域共生社会」といった本書における基本概念を整理したうえで、「地域包括ケア」において、対象者のニーズに合わせた「気づかれないケア」の提供も大切な看護であることを確認する。

　第2章では、住み慣れた場所で療養生活を継続できるよう地域包括ケアシステムを構築するに至る背景と、地域包括ケアシステムの構造と構成要素を確認しながら定義について説明している。

　第3章では、継続的な地域包括支援に必要な情報共有を促進するために、組織論・ネットワーク論の視点から、「組織」や「連携」、「ネットワーク」などの基本概念を整理している。そして、他者との連携による地域づくりやネットワークづくりにつ

いて、実例を用いつつ解説している。

　第4章では、高齢者、難病、精神、重症心身障害者(児)など、地域での様々な地域包括ケアの対象者の特徴、対象別の関係法規を解説し、重層的支援の過程を解説している。

　第5章は、地域での看護活動として公衆衛生看護、入退院支援、居宅介護支援事業、地域包括支援センター業務と重層的支援事業、在宅看護など、地域での看護支援実践を紹介している。

　第6章は演習として、学習者の関心に沿って日本国内の市区町村を自由に選び、地域の既存な情報を整理することで、学習者のモチベーションを高めることを目指している。具体的には、学習者が収集した情報を基に、「健康増進と支援」を目標としてSWOT分析の枠組みに沿って、地域の健康増進につながる地域の内部資源(強み)と外部からの要素(機会)、健康増進を阻害するような地域内部要素(弱み)および外部の要素(脅威)を整理し明確にする。さらに、地域の健康増進を改善するポイントや支援方法の提言につなげる。

　第7章では、著者らが2018年より大東文化大学周辺地域で実施した住民主体の「自助」、「互助」の支援をはじめ、「4つの助」の実践報告を紹介している。

　病室から地域へ地域包括ケアの支援を通じて、看護職はさまざまな場でケアを実践し、「地域での看護」および「地域を看護する」という大きな役割を実感できるような時代になっている。看護師は看護する場が変わっても、フローレンス・ナイチンゲールが「看護覚え書」の冒頭に述べたように「看護はすべての患者に対して生命力の消耗を最小限度にするよう働きかけることを意味する」と自認することが重要である。

　編者の一人である王は、30年前に留学生として来日して看護を学び、実践、教育の長い過程において、恩師、仲間の「互助精神」の助けを受け今日に至っている。母校である国際医療福祉大学の初代学長・故大谷藤郎先生が開学式で述べた「共に生きる社会の実現」という言葉はまさに、今の「地域共生社会」を目指したものであると改めて認識した。本書は、研究者・教育者間の協働により完成した。これからも皆様と一緒に継往開来を重ね、人が暮らしやすい環境を整え、望んでいる日常生活が送れるよう支援体制を構築し、継続していきたい。

2024年11月
王　麗華

CONTENTS

第1章

地域共生社会における健康とケア
―暮らしを支える看護の役割 ... 1

Ⅰ	地域	3
Ⅱ	生活と暮らし	11
Ⅲ	健康	14
Ⅳ	地域看護	20
Ⅴ	ケア・看護ケア	22

第2章

地域包括ケアシステムの構造と展開
―暮らしを支える地域のしくみ ... 29

Ⅰ	地域包括ケアシステムの背景と発展	31
Ⅱ	地域医療構想	33
Ⅲ	地域医療構想の推進に伴う地域包括ケアシステムの展開	40
Ⅳ	地域包括ケアシステムの構造と構成要素	44
Ⅴ	困り事における身近な相談機関	51

第3章

組織とネットワークにおける連携
―効果的な地域ケア実現への道筋 ……57

- I 連携の基礎知識 ……59
- II 組織・施設内での連携 ……62
- III 様々な組織間の連携 ……67
- IV ネットワーク ……70

第4章

地域包括ケアの対象と実践

1. 高齢者支援の基盤と展開 ……77
- I 高齢化と地域差 ……79
- II 高齢者とその特徴 ……80
- III 関係法規と制度の特徴 ……84

2. 難病・精神・障害者(児)支援の多様性と課題 ……93
- I 難病を取り巻く法制度 ……95
- II 障害者(児)を取り巻く法制度 ……97
- III 難病・精神・重症心身障害者などの特徴的な疾患への対応 ……103
- IV 地域包括ケアの実践―健康と地域特性の関連性 ……108

第5章 地域包括ケアを支える多職種・多機関の協働

1. 地域保健と健康づくり ... 121
- I 地域保健に関連する諸定義 ... 123
- II 公衆衛生看護活動 ... 126
- III 公衆衛生看護活動の場 ... 129

2. 入退院支援 ... 135
- I 地域完結型医療への転換 ... 137
- II 本人が望む療養生活を支える入退院支援 ... 139
- III 入退院支援の実際 ... 141
- IV 地域包括ケアにおける医療機関の取り組み ... 146
- V 入退院支援のプロセス ... 152

3. 居宅介護支援 ... 157
- I 介護支援専門員（ケアマネジャー） ... 159
- II 居宅介護支援事業所 ... 162
- III ケアマネジメントのプロセス ... 163
- IV ケアプラン（居宅サービス計画書） ... 167

4. 地域包括ケアにおける重層的支援 ... 175
- I 地域包括支援センターの機能と業務 ... 177
- II 重層的支援体制整備事業 ... 189

5. 在宅医療と看護 ... 197
- I 在宅医療 ... 199
- II 在宅看護 ... 204
- III 小児を対象とした在宅看護 ... 207
- IV 成人を対象とした在宅看護 ... 211
- V 高齢者への在宅看護 ... 214

第6章

地域包括ケアの実践演習
―地域分析とワーク　　221

Ⅰ　地域とその集団の概要と特性の把握　　222
Ⅱ　ゼミナール（演習編）　　229

第7章

地域を支える4つの「助」
―演習：自助・互助・共助・公助の実践例の検討　　237

Ⅰ　難病患者から難病ピア・サポーターへ
　　―豊田省子さんの自助と互助の実践―　　238
Ⅱ　私有地から広がる地域の絆
　　―平山直子さんが築いた農業体験コミュニティの軌跡―　　241
Ⅲ　花で紡ぐ健康と絆
　　―健康長寿と癒しのお花畑の会が育む地域共生社会―　　244
Ⅳ　切れ目のない子育て支援
　　―栃木県那珂川町の包括的アプローチ―　　246

索引　　252

表紙・本文デザイン／hooop
本文イラスト／kikii

執筆者一覧

編集

王 麗華（おう れいか）
大東文化大学スポーツ・健康科学部看護学科・教授

平山 香代子（ひらやま かよこ）
和洋女子大学看護学部看護学科・准教授

執筆（執筆順）

王 麗華（おう れいか）
大東文化大学スポーツ・健康科学部看護学科・教授

平山 香代子（ひらやま かよこ）
和洋女子大学看護学部看護学科・准教授

磯山 優（いそやま まさる）
帝京大学経済学部経営学科・経済学研究科経営学専攻・教授

伊藤 直子（いとう なおこ）
大東文化大学スポーツ・健康科学部看護学科・教授

落合 佳子（おちあい よしこ）
国際医療福祉大学保健医療学部看護学科・准教授

桑野 美夏子（くわの みかこ）
国際医療福祉大学保健医療学部看護学科・講師

第1章

地域共生社会における健康とケア
―暮らしを支える看護の役割

少子高齢社会や働き方の改革などにより人々の生活スタイルも多様化している。そこで、医療や介護に対して、たとえ病気や障害があっても、人々は自分の価値観や望みをかなえるため、思い出がある場所や住み慣れた自宅で過ごすという選択もある。日本は、人々のニーズや疾病構造の変化に伴って、医療を提供するシステムや場所も変わりつつある。疾病の治癒を目指してきた医療は、患者の生活の質を維持することや高める支援方針に転換し、療養の場も病室から居宅や施設などに多様化している。地域医療の場は、このような人々の医療に対する多様な価値観やニーズの変化が具象化しつつある。

本章では、療養者の生命・生活・望む暮らしをとらえ、支え合っていく地域共生社会と看護について述べる。

予習シート

第1章
地域共生社会における健康とケア
―暮らしを支える看護の役割

ねらい
自分の地域・暮らし・健康に関する認識を明確にする。

予習内容

1 自分が考える「地域」とは何かを記載してみよう。

2 自分の生活を振り返り、「暮らし」とは何かを記載してみよう。

3 「健康」の状態をイメージしてみよう。

-
-
-

Ⅰ 地域

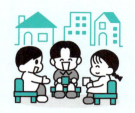

1 地域の定義

　地域とは、一般的には区画化された土地の区域を意味しており、気候、水質、自然、山海、地形など多様な地理環境で形成されている。規模も様々であり、たとえば北半球と南半球、アジア、ヨーロッパ大陸という地球規模の地域が考えられる一方で、市町村単位もまた地域として認識されている。

　このような自然環境のなかで動植物を含めて多様性のある世界の中では、人間が自然と共存しながら社会生活を営んでいる。地域とは市町村のような行政単位もあれば、それぞれの生活圏を指すこともある。

2 地域社会

　地域社会は自然的環境と社会的環境のもとで成り立っている。社会的な環境には個人や家族、様々な集団（住民自治会、学校、企業、公共団体など）による多様な社会が含まれる。

❶ 自然環境

　自然環境は以下の要素で構成される。
- 地理：地形、起伏、温泉、火山、地震、土壌、地下資源
- 気候：気温、降水（雪）、日照、風
- 動植物：希少動植物、森林
- 水質：海洋、河川、湖、地下水

　近年、温暖化や線状降水帯などにより、地域の自然環境に変化が生じている。

❷ 集団
①集団の定義と種類
　集団とは、特定の目的や目標を達成するために形成された複数

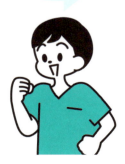

地域って奥が深いね！

の人の集まりである。集団は以下の2種類に分けられる。
- 公式集団：学校、病院、企業など、公式に形成された集団。組織によって目的、目標、役割などが明確に定められている。
- 非公式集団：近隣住民同士の付き合いや助け合いなど、個人的な関係をもとに自然発生的に形成されるものが多い。

②非公式集団の減少
生活スタイルの変化により、地域住民どうしの自発的な交流など、非公式集団の自然発生が減少している傾向にある。

3 家族（小集団）
①家族の定義と変化
家族は、血縁や婚姻関係を中心に形成される共同生活の単位である。しかし、現代社会では人々の価値観の変化に伴い、家族の形も多様化している。たとえば、ペットを情緒的な結びつきから家族と見なすケースもある。

②フリードマンの家族の定義
家族看護学者フリードマンは、家族を次のように定義している[1]。

> 絆を共有し、情緒的な親密さによって互いに結びついた、しかも家族であると自覚している、2人以上の成員である。

この定義は、従来の血縁や法的関係にとどまらず、より広い範囲での家族の概念を示している。

4 個人
①一人暮らし世帯の増加
厚生労働省の統計によると、一人暮らし世帯が増加傾向にある。この傾向は、社会構造や生活様式の変化を反映している。

②個別性の尊重
現代社会では、個人の価値観や生き方の多様性を認め、尊重する傾向が強まっている。

5 人間と地域社会の発展
人間は自然環境に順応しつつ、自分の好みに合わせて住環境を整える。生きるための労働や消費行動を行い、様々な生活上の営

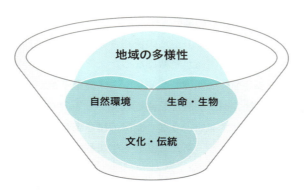

図1-1　地域の多様性

文化庁：文化審議会文化政策部会 文化多様性に関する作業部会 報告－文化多様性に関する基本的な考え方について，https://www.bunka.go.jp/seisaku/bunkashingikai/seisaku/02/sagyobukai/pdf/bunkatayo_sagyoubukai.pdf（最終アクセス日：2024/9/19）

みを展開している。

　出産、育児、教育、生育環境・養育と教育、健康維持と増進を目指す営みとして保健、医療、福祉分野が発展している。このように人間は生まれ、育ち、生活を営み、相互の交流など様々な活動をとおして交通や産業などを発展させてきた。地域の多様性には自然環境、生命・生物、文化・伝統などが含まれる。**文化多様性条約**でも示されているとおり、自然環境に合った衣食住に関する文化が生まれ、継承されている（図1-1）。

> **KEYWORD**
> 文化多様性条約
> 2005（平成17）年第33回ユネスコ総会において、「文化的表現の多様性の保護及び促進に関する条約締結に向けた取り組みについて（文化多様性条約）」が採択された。

3　地域共生社会

1　変化する社会における新たな地域づくりの挑戦

①地域における人々のつながり

　人々は地域で自分の家族、クラスメイト、同僚、共通の目標をもつ特定の仲間集団などとかかわり、家庭、学校、職場を含めた広範かつ多様な場で暮らしている。その生活のなかで、互いに助け合いながら地域社会を形成している。

②日本の伝統的な地域コミュニティ

　かつては、古くから住民どうしが密接なかかわり合いをもつコミュニティを形成していた。近所どうしも冠婚葬祭、季節の行事など、近隣での共同作業や助け合いの風習があった。子育てや高齢者の世話などについて「困ったときはお互い様」という言葉も、地域住民間の交流を反映している。

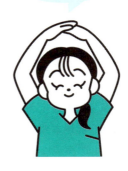

お互いの支え合いが地域を強くするんだ！

③現代社会における地域のつながりの変化

　高度経済成長に伴った人口の移動や、生活の便利さなど時代の変化によって、地域住民間の人間関係が希薄になった。その結果、住民間で助け合っていたことを社会保障制度やビジネスの形で担うようになった。一方で、社会保障制度が整備されているものの、公的支援制度の利用要件を満たさないような「制度のはざま」にあたるケースもあり、その対応など、新たな課題も生まれている。

④少子高齢社会における地域づくりの課題

　現在、著しい少子高齢化が進展するなか、人々のニーズも複雑多様化している。かつての「困ったときはお互い様」のような地域関係を復興することも、地域づくりの一つの方向性として注目されている。特に、核家族や一人暮らしの増加により、人とのつながりが弱まっている現状を念頭に置き、人と人、人と社会が支え合う関係を形成しやすい環境を整えることが求められている。

⑤地域共生社会の提唱

　地域共生社会とは、従来の「支える側」「支えられる側」という固定観念を超え、地域住民や関係団体が主体となって暮らしやすい社会づくりを目指す概念である。この取り組みは、人と人とのつながりを再構築し、お互いに助け合う関係を促進しながら、孤立を防ぐことを目的としている。

　その基本的な考え方は、図1-2のように「だれもが支え手であり、支えられる側でもある」というものである。地域の資源や人々の特性を活かしながら、人と人、人と社会のつながりを促進する環境を整備することを目標としている。

　この概念は、従来の分野ごとの課題解決から、個人や世帯が抱える課題を包括的に支援する方向へと転換を図るものである。地域共生社会が目指す姿は、多様な主体が「縦割り」や固定的な関係性を解消し、世代や分野を超えてつながることにある。地域住民が「我が事」として参画し、支え合いの関係を地域全体で構築することで、一人ひとりの暮らしを常に支え・支えられる社会の実現を目指している[2]。

⑥政府の取り組み

　厚生労働省は2016(平成28)年に「『我が事・丸ごと』地域共生社会実現本部」を設置した。2017(平成29)年には「地域共生社会」の実現に向けて「ニッポン一億総活躍プラン」を掲げ、「我

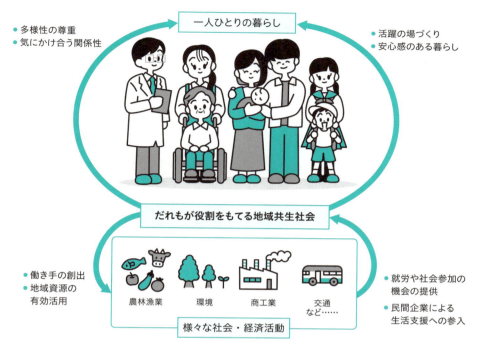

図1-2 地域共生社会のイメージ

厚生労働省：地域共生社会のポータルサイト　https://www.mhlw.go.jp/kyouseisyakaiportal/（最終アクセス日：2024/3/15）より作成.

が事・丸ごと」となる社会の実現を目指している[3)]。この取り組みは、地域住民が主体的に地域の課題を把握し解決を試みるしくみづくりに加え、介護、育児、貧困など様々な課題に対する相談支援体制づくりの推進を目指している。

⑦これからの地域福祉のあり方

　これからの地域福祉では、「支える側」と「支えられる側」に分けてとらえるのではなく、住民それぞれが自分らしさや自分の得意分野を活かして担い、かかわり合う「支え合い(互助)」の関係を形成することが地域共生社会の姿である(第2章参照)。市町村には、高齢者のみならずすべての人を対象とした支え合いの支援体制の新たな整備が求められている。

　表1-1のように、分野や制度を超えて、地域住民の参加などによって人々が安定した暮らしができる地域共生社会の実現に向けた取り組みが展開されている。

> COLUMN

地域福祉

　地域福祉は、2000（平成12）年に「社会福祉事業法」から改正された「社会福祉法」において「地域における社会福祉」と定められている。「社会福祉」とは人々の幸せを目指すものであるため、「地域福祉」とは、地域に暮らす一人ひとりが幸せに暮らせるように努めることを意味する。つまり、地域福祉は、高齢者、障害者（児）など様々な事情から福祉サービスが必要となっても、地域で家族や友人との関係を保ち、社会・経済・文化などの活動に参加できることで、まちの一員として生活が送れるような「地域社会」をつくっていくことである[4]。法律では、地域住民、社会福祉関係者などが互いに協力して地域福祉の推進に努めるよう示している。

▌対象

　地域福祉の対象は、主に地域で暮らしている社会福祉制度・施策の対象者および現行の社会福祉制度・施策が「対象」にしていない人々への支援としている。

1. 社会福祉制度・施策の対象への支援：障害者（児）、要介護高齢者など、社会福祉の対象であるが、地域によって障害者（児）、高齢者の施設への入所の待機者問題への対処など、地域に特有な支援にあたる。
2. 現行の社会福祉制度・施策が「対象」にしていない生活問題：現時点で不十分な、ひきこもりや不登校青少年の居場所づくりなど、社会福祉制度化していない問題・課題により幅広く対応できる支援にあたる。

▌地域福祉の実現に向けて

　その実現には、個人の努力（自助）、住民同士の助け合い（互助）、介護保険や医療保険など負担を共有する仲間（被保険者）との支え合い（共助）、公的制度（公助）の連携が不可欠である。この取り組みの根底には、個性を尊重しつつ自立した生活を送り、同時に互いに協力し合える地域社会の構築という理念がある。つまり、地域福祉は多様性を認め、自立と協調のバランスを取りながら、よりよい社会を創造する試みといえる。

❷「新たな時代に対応した福祉の提供ビジョン」

①ビジョン策定の背景と経緯

　人口の減少や高齢社会が進むなか、厚生労働省は2015（平成27）年6月に、「地域共生社会」を構築するため、「新たな福祉サービスのシステム等のあり方検討プロジェクトチーム」を設置した。また、同年9月17日に「誰もが支え合う地域の構築に向けた福祉サービスの実現－新たな時代に対応した福祉の提供ビジョン（新

表1-1 「地域共生社会」の実現に向けた地域づくりにかかわる取り組み

年月	内容
2015（平成27）年 9月	「新たな時代に対応した福祉の提供ビジョン」（「新たな福祉サービスのシステム等のあり方検討プロジェクトチーム」による報告）多機関の協働による包括的支援体制構築事業（平成28年度予算）
2016（平成28）年 6月	「ニッポン一億総活躍プラン」に地域共生社会の実現が盛り込まれる
7月	「我が事・丸ごと」地域共生社会実現本部の設置
10月	地域力強化検討会（地域における住民主体の課題解決力強化・相談支援体制の在り方に関する検討会）の設置
12月	地域力強化検討会 中間とりまとめ 「我が事・丸ごと」の地域づくりの強化に向けたモデル事業（平成29年度予算）
2017（平成29）年 2月	社会福祉法改正案（地域包括ケアシステムの強化のための介護保険法等の一部を改正する法律案）を国会に提出 「『地域共生社会』の実現に向けて（当面の改革工程）」を「我が事・丸ごと」地域共生社会実現本部で決定
6月	社会福祉法改正案の可決・成立
9月	地域力強化検討会 最終とりまとめ
12月	「社会福祉法に基づく市町村における包括的な支援体制の整備に関する指針」の策定・公表及び関連通知の発出
2018（平成30）年 4月	改正社会福祉法の施行
2018（令和元）年 5月	地域共生社会推進検討会（地域共生社会に向けた包括的支援と多様な参加・協働の推進に関する検討会）の設置
7月	地域共生社会推進検討会 中間とりまとめ
2020（令和2）年	地域共生社会の実現のための社会福祉法等の一部を改正する法律（令和2年法律第52号）
2021（令和3）年 3月	「地域共生社会の実現に向けた地域福祉の推進について」の改正について（令和3年3月31日）
2022（令和4）年 3月	「重層的支援体制整備事業に係る帳票類及び評価指標の手引きの策定について（通知）」の改正について（令和4年3月31日）
2023（令和5）年 8月	重層的支援体制整備事業実施要綱

厚生労働省：地域共生社会の実現に向けた地域づくりにかかわる取り組み　https://www.mhlw.go.jp/kyouseisyakaiportal/keii/（最終アクセス日：2024/8/13）より作成.

たな福祉の提供ビジョン）」を発表した。

　具体的には、人々の複雑で多様化しているニーズに対応するために、対象者の状況に合わせて専門分野を超えて包括的な支援を行う。また、福祉人材の確保や育成および効率的にサービスを提供するために、以下の3つを目的としている（表1-2）。

1 新しい地域包括支援体制の確立
2 サービスを効果的・効率的に提供するための生産性向上
3 総合的な福祉人材の確保・育成

②ビジョン実現に向けた法的根拠と支援体制

　地域共生社会の実現に向けて、社会福祉法と地域医療介護確保法に基づく支援体制を展開している。具体的には、以下の2つの制度が基盤となる。

1 包括的支援体制（社会福祉法第106条3）
2 地域包括ケアシステム（地域医療介護確保法第2条）

表1-2 「新たな時代に対応した福祉の提供ビジョン」の概要

新しい地域包括支援体制の確立	包括的な相談支援システム	「包括的な相談支援」と「具体的な支援提供」とに分けられる 包括的な相談支援 現在実施している福祉分野ごとに発展してきた様々なサービスの機能を強化し、福祉の多分野をまたぐ複合的な生活課題にも対応できるような「地域包括支援体制」を構築する ⇨相談受付けや窓口を包括化する 　例：子育て支援の相談（子育て、生活支援、親の就労支援など） ⇨複合的な課題に対してアセスメントと支援のコーディネート ⇨ネットワークの強化と関係機関との調整に至る一貫したシステム ⇨必要な社会資源を積極的に開発する 地域によっては、「全世代対応型地域包括支援センター」といった相談窓口を整備することが考えられる
	地域の実情を踏まえた支援の総合的な提供	支援の提供の在り方について、2つの方向性を示している ⇨多世代交流、多機能型の福祉拠点の整備を推進する ⇨地域の実情に応じ、高齢・障害・児童・生活困窮などの福祉サービスを総合的に提供するしくみの構築である
サービスを効果的・効率的に提供するための生産性向上		多様なニーズに対し、「同じ質のサービスをより少ない労働量で実現するためにはどうすれば良いかという観点でとらえ、そのうえで、限られた人材により良質なサービスを提供していくという観点で捉えるとよいであろう」という認識をもっている そして、サービス提供を効果的かつ効率的に行うために、ロボット技術やICTなどの先進技術を活用するとともに、サービス提供手順やスタッフの経験と能力の違いによるサービスのばらつきを改善する必要性を述べている
総合的な福祉人材の確保・育成		新しい地域包括支援体制の構築の担い手となる人材の確保と育成が最重要の基盤である ・住民ニーズに対してアセスメントとコーディネート人材 ・各福祉分野のサービスで提供する人材の育成と確保が重要である 人材育成するため、包括的な相談支援システム構築のモデル的な実施や福祉資格保有者が他資格を取得する際の試験科目の免除や、複数資格の取得を容易にするための環境整備を図る。また、潜在有資格者の円滑な再就業の促進を図る

厚生労働省：地域共生社会のポータルサイト　https://www.mhlw.go.jp/kyouseisyakaiportal/kitei/（最終アクセス日：2024/8/13）より作成.

　これらの制度により、高齢者だけでなく、子どもや障害者（児）を含むすべての人々の多様なニーズに対応できる。支援の流れは次のとおりである。
1 ニーズを把握する
2 アセスメントを行う
3 複数課題に対する支援プランの作成
4 関係機関・関係者との調整

　さらに、重層的支援体制整備事業（社会福祉法第106条4）の展開によって一貫して支援を行うことができるようになった。
　この取り組みでは、「支える側、支えられる側」という固定的な役割や関係を想定しない。むしろ、人々の状態は時期や状況によって変化するととらえている。つまり、ある時は他者をケアし、またある時にはケアされるという関係性が存在する。
　このような**ケアリング**の関係にある地域づくりをするためには、人々が自分の地域を知ることが重要である。地域の特性や資源を理解することで、互いに支え合う関係性が構築できる。

> **KEYWORD**
> ケアリング[5]
> 日本看護協会の定義によれば、ケアリングとは以下の意味合いを含む。
> 1．対象者との相互的な関係性、関わり合い。
> 2．対象者の尊厳を守り大切にしようとする看護職の理想・理念・倫理的態度。
> 3．気づかいや配慮が看護職の援助行動に示され、対象者に伝わり、それが対象者にとって何らかの意味（安らかさ、癒し、内省の促し、成長発達、危険の回避、健康状態の改善等）をもつ。

Ⅱ 生活と暮らし

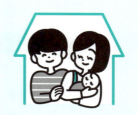

1 生活のとらえ方

❶ 生活の定義

生活とは、睡眠・運動・排泄・栄養など、生命を維持するために必要な基本的欲求を満たす活動である。

❷ 生活行動に関する調査

総務省統計局は、国民の生活実態を明らかにするため、5年ごとに「生活行動に関する調査」を行っている[6]。この調査は全国民を対象に1年間の主な生活行動を調べる。対象となる活動には、学習・自己啓発・訓練、ボランティア活動・社会的活動、スポーツ、趣味・娯楽、旅行・行楽などが含まれる。2021（令和3）年の調査結果を2016（平成28）年と比較すると、以下のような変化がみられた。

1. 「学習・自己啓発・訓練」の行動者率が上昇
2. 男性は「パソコンなどの情報処理」、女性は「家政・家事」の行動者率が最も高い
3. 「ウォーキング・軽い体操」や「サイクリング」の行動者率が上昇
4. 「ボウリング」の行動率が低下
5. 「ボランティア活動」の行動者率が8.2ポイント低下（17.8％）
6. 「スマートフォン・家庭用ゲーム機などによるゲーム」や「CD・スマートフォンなどによる音楽鑑賞」の行動者率が上昇
7. 「カラオケ」や「遊園地、動植物園、水族館などの見物」の行動者率が大幅に低下

❸ 考察と生活の変化

「生活行動に関する調査」の結果から、新型コロナウイルス感染症（COVID-19）による影響で、人々の生活が個人行動中心に変化し、集団行動が減少傾向にあったと考えられる（図1-3）。

人の日常生活は社会や環境の変化に影響される。そして、人々

個人の行動の増加	集団行動の減少
● パソコンなどの情報処理 ● 家政・家事 ● ウォーキング・軽い体操 ● サイクリング ● スマートフォン・家庭用ゲーム機などによるゲーム ● CD・スマートフォンなどによる音楽鑑賞	● ボウリング ● ボランティア活動 ● 遊園地、動植物園、水族館などの見物

【1日の生活時間の配分の調査時期】
1日の生活時間の配分は、2021年10月16日から24日までのうち調査区ごとに指定された2日間（生活時間の指定日）について調査した結果である。この時期は、新型コロナウイルス感染症がいわゆる第5波として拡大した後、各地に順次発令されていた「新型コロナウイルス感染症緊急事態宣言」などが2021年9月末をもってすべての地域で解除された直後となる

【1年間の主な生活行動の調査時期】
1年間の主な生活行動は、2020年10月20日から2021年10月19日までの過去1年間の自由時間において該当する行動を行った状況について調査した結果である。この時期は、2回の「新型コロナウイルス感染症緊急事態宣言」を含んだ期間となっていた

図1-3 2021（令和3）年社会生活基本調査　生活時間および生活行動に関する結果

総務省：https://www.stat.go.jp/data/shakai/2021/pdf/youyakua.pdf（最終アクセス日：2024/8/13）を参考に作成.

も環境に応じて自分自身の生活を変えていくことがある。

2 暮らしのとらえ方

1 暮らしの定義と範囲

　暮らしは、生命維持を目的とした衣食住の獲得だけでなく、個人および家族の幸福を追求する営みである。「一人暮らし」や「都会暮らし」という表現にみられるように、暮らしは人間の日常生活や生きる手段である生計を指し、日常の延長線上にある必要な行動全体を示す。

2 暮らしの基本要素

　人間は活動を維持するため、まず住まいを確保する。そして、住みやすくするために電気、水、家具、冷蔵庫、エアコンなどを整備する。また、必要な栄養を摂るために食事を作り、食料品などを購入する。

3 仕事と社会とのかかわり

　生活を維持継続するため、物を購入する収入を得るため、人は仕事をもつことになる。生活基盤が確立すると、近所や同僚など

地域住民とのかかわりが生じる可能性がある。

④ 暮らしの多様な側面

　暮らしには、衣食住が満たされるだけでなく、人々との交流のなかで個人の望みや価値観、習慣が形成される。さらに、文化と歴史、次世代の育成など多様な要素が含まれる。
　このように生活の基盤が構築され、人々の暮らしは成り立っている。

3 暮らしと地域のかかわり

① 地域の多様性と暮らしの形成

　地域は、人々の暮らしを支える基盤となっている。人々の暮らしは地域の特徴や資源を取り入れているため多様である。海に近い地域では、海という資源を利用した仕事や食文化を形成している。一方、山での暮らしも山の環境に順応するように整えられている。

② 身土不二、三里四歩の考え方

　中国の仏教書『盧山蓮宗宝鑑』(1305年、普度法師編)に「身土不二(しんどふに)」という教えがある。これは、「身体と土とは一つである」という意味である。また、人間の足で歩ける身近な場所を意味する「三里四歩」という考え方があり、身近な場所で育った物を食べて過ごすことが最も良いという考え方もある。一日に歩いて往復できる距離内の、住み慣れた地域の空気・水・食物を摂ることは、人間にとって大変重要であるとしている。さらに、健康に暮らせる知恵(セルフケア)や風習などが日常生活に浸透し、受け継がれている。
　現代生活に置き換えると、住居の周辺、生活に必要なスーパーマーケットやショッピングモールといった商業施設や交番や市町村の役所、映画館や図書館などの娯楽施設がある。

③ 地域とのかかわりの形成

　地元の保育園、小中学校、高等学校などを通じて、子どものときから多くの地域住民とかかわる機会が増える。祭りなどの地域行事に参加することで、地域住民とのかかわりも深まっていく。

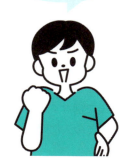

地域の歴史や文化が、暮らしを豊かにしているんだ

III 健康

1 健康の定義

① 世界保健機関（WHO）による健康の定義

健康について国際的に広く認識された考え方としては、世界保健機関（WHO）の**世界保健機関憲章による定義**がある[7]。それによると、「健康とは単に疾病または病弱を示すのではなく、肉体的、精神的および社会的に完全に良好な状態にあること」とされている。ここで述べられている「完全に良い状態」とは、他者とのかかわりなど社会参加を含め、心身とも調和している状態で暮らしていることをいう。

② 健康の語源と意味

健康という言葉は、中国の古典『易経』のなかにある「健體康心（けんたいこうしん）」という言葉に由来する。「健體」の「健」はにんべんに「建つ」、「體」は骨が丈夫な状態を示す言葉である。すなわち、漢字の「健康」とは身体が健やかで、心が安らかな状態（気持ちが安定する）にあることを指す。

一方、心が病めば身体も不調となり、身体が病めば心にも悪影響を及ぼす。健康であることは、心身ともにバランスの取れた状態で穏やかに暮らせることにつながるのである。

③ 国際生活機能分類（ICF）

①ICFの概要と特徴

国際生活機能分類（International Classification of Functioning, Disability and Health；ICF）は、2001年5月に開催された世界保健機関（WHO）総会で採択された、人間の生活機能および障害の国際分類である。ICFは特定の人々のためのものではなく、生活機能上の問題はだれにでも起こり得るため、すべての人に関連する分類である。

KEYWORD

健康の定義
（世界保健機関憲章）
原文は「Health is a state of complete physical, mental and social well-being and not merely the absence of disease or infirmity.」。1946年7月にアメリカ・ニューヨークで作成され、1948年4月7日に効力が発生した。日本では1951（昭和26）年6月26日に条約第1号として公布された[7]。

②日本におけるICFの活用

日本では、ICFは保健・医療・福祉分野における多職種間の連携や情報共有のための共通キーワードとして使用されている。様々な職種間でICFを活用することで、共通の理解をもち、多機関の支援計画や評価記録など今日での情報共有が可能となる。

③ICFの目的

WHOはICFについて、以下4つの目的をあげている[8]。

a. 科学的基盤の提供

健康状況と健康関連状況、その結果と決定因子を理解し研究するための科学的基盤を提供する。

b. 共通言語の確立

健康状況と健康関連状況を表現するための共通言語を確立する。これによって障害のある人々を含む様々な利用者(保健医療従事者、研究者、政策立案者、一般市民など)間のコミュニケーションを改善する。

c. データの比較

国、専門保健分野、サービス、時期などの違いを超えてデータを比較できるようにする。

d. 「活きる」ことの多面的把握

ICFの概念では、「活きる」ことを健康状態、心身機能・身体構造、活動、参加、環境因子、個人因子という要素に分けて把握する。これにより、対象者の生活する力を多方面からアセスメントでき、医療福祉など様々な分野で活用できる。

④ICFにおける生活機能の分類

ICFにおいて、生活機能は以下のように分類される(図1-4)。

a. 心身機能・身体構造:生命レベル

生命の維持に直接かかわる身体や精神の働きで、心身の機能と身体の構造を合わせたものである。

b. 活動:生活レベル

生活のための行為であり、からだの動き、**ADL(日常生活動作)**、家事、仕事、セルフケア・健康行動など具体的な動作も含まれる。

c. 参加:人生レベル

家庭や地域・社会にかかわり、役割を果たすことである。家庭においては家族成員として家庭内役割を果たしている。職場や地域組織のなかでの役割を果たすなど、広く含まれる。

> **KEYWORD**
> **ADL(日常生活動作)**
> Activities of Daily Livingのことで、寝起きや更衣、整容、移動、トイレや入浴、食事、着替えなど、人々が通常の日常生活を送るために最低限必要な日常的な動作である。

第1章　地域共生社会における健康とケア

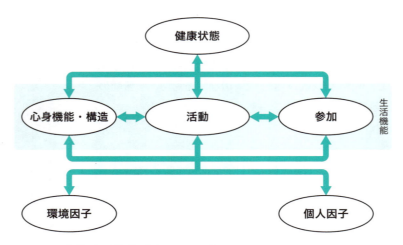

図1-4 国際生活機能分類 ICF (International Classification of Functioning, Disability and Health)

大川弥生：第1回社会保障審議会統計分科会生活機能分類専門委員会参考資料3 https://www.mhlw.go.jp/stf/shingi/2r9852000002ksqi-att/2r9852000002kswh.pdf（最終アクセス日：2024/8/13）を参考に作成.

⑤生活の質(QOL)

QOL（Quality of Life）は、日本語で「生活の質」と訳されている。一方で、「生命の質」としても理解されている。

⑥QOL概念への注目

QOLの概念に注目が集まるようになったのは1970年代のことである。この時期、日本では高度経済成長により生産性が向上し、生活の豊かさが一定程度確保されていた。その結果、人々の関心は経済的な豊かさだけでなく、生活の質や健康に対する評価にも向けられるようになった。

つまり、物質的な豊かさを超えて、生活の質的な側面に注目が集まるようになったのである。これがQOL概念の普及へとつながった重要な背景となっている[9]。

> **KEYWORD**
> QOL(Quality of Life)
> 世界保健機関(WHO)はQOLを「一個人が生活する文化や価値観のなかで、目標や期待、基準、関心に関連した自分自身の人生の状況に対する認識」と定義している。

2 暮らしにおける健康の維持・増進

人々のふだんの暮らしにおいて、健康は個人の大切な資源であり、ウェルビーイング(well-being;幸福に生きること)につながると考えられている。健康的な暮らしを実現するためには、個人の取り組みと社会の協力が合わさることで、より大きな効果が得られるとされている。つまり、個人の努力だけでなく、社会全体でサポートすることが、健康的な生活の実現には欠かせないので

ある。

1 「養生」における人々の健康生活

①健康に関する知恵の蓄積

人間の暮らしのなかで蓄積された健康に関する知恵として、古代の「**養生思想**」、現代の「**ヘルスプロモーション**」などの考え方がある。これらは、健康なライフスタイルの形成を目指している。具体的には、食事、運動、瞑想など健康法を日常生活に取り入れることで、自分の健康を維持することを提唱している。

②「養生」の概念と意義

「養生」とは、日常生活で生命を保養することを意味し、**健康長寿**を目指す概念である。この考え方は、中国、韓国、日本など東アジアの伝統文化と生活のなかで発展してきた、健康を維持・増進するための方法を指している。

③「養生」の具体例と目的

たとえば、漢文に「飽食即臥、乃生百病」という言葉がある。これは「食べ過ぎの状態でそのまま臥床することは、病を引き起こす原因になる」という意味である。つまり、生命を養うためには、食事や運動に気をつけて暮らすことが重要だと考えられている。

養生は「生活・生命を養う」という言葉どおり、中国医学や東洋医学で使われている概念である。疾病をもつ人だけではなく、すべての人を対象とし、その目的は、生理機能の調整・改善、個人の過ごし方による疾病予防、健康の維持、そして回復の促進である。

2 日本における健康づくりの活動

厚生労働省が2023（令和5）年に発表した2022（令和4）年分の簡易生命表によると、**日本人の平均寿命**は世界トップクラスである。これは、国民の健康への関心の高まりと、国レベルでの健康づくりへの積極的な取り組みによるものと考えられる。

①国民健康づくり運動
－第1次国民健康づくり対策〜健康日本21（第2次）－

日本の国民の健康づくりのための政策を**表1-3**に示す。

a. 初期の国民健康づくり対策

長寿国日本を目指して、1978（昭和53）年に第1次国民健康づ

KEYWORD

ヘルスプロモーション
オタワ憲章では、ヘルスプロモーションを「人々が自らの健康をコントロールし、改善することができるようにするプロセスである」と定義している。

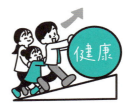

KEYWORD

健康長寿
健康長寿とは、単なる寿命の延長ではなく、心身ともに健康で自立した生活を維持することを指す。

KEYWORD

日本人の平均寿命
具体的には、男性の平均寿命が81.05歳で世界4位、女性の平均寿命が87.09歳で世界1位となっている[10]。
これを1955（昭和30）年と比較すると、その進歩は顕著である。1955（昭和30）年の時点では、男性の平均寿命が63.6歳、女性が67.7歳であった[10]。つまり、約70年間で男性は17年、女性は20年も平均寿命が延びたことになる。

表1-3 「国民健康づくり運動」と「健康日本21」

	国民健康づくり運動		健康日本21
1978年	第1次国民健康づくり対策 ・1978年から、保健師のマンパワーの確保 第2次国民健康づくり対策 ・1988年から、運動習慣の普及など		
2000年	第3次 ・一次予防の重視 ・具体的な目標設定とその評価	第一次	予防の重視
2013年	第4次 ・健康寿命の延伸・健康格差の縮小 ・生活習慣に加え社会環境の改善	第二次	健康寿命の延伸・健康格差の縮小 生活習慣・社会環境の改善
2024年	第5次 ・健康寿命の延伸と健康格差の縮小 ・個人の行動と健康状態の改善 ・社会環境の質の向上 ・ライフコースアプローチを踏まえた健康づくり	第三次	すべての国民が健やかで心豊かに生活できる持続可能な社会の実現

くり対策が実施された。これに続き、1988（昭和63）年からは第2次国民健康づくり対策が開始された。この第2次対策では、健康診査・保健指導の推進に力が入れられた。また、市町村に保健センターが整備され、専門職の配置が進められた。さらに、健康づくりのための運動、食生活、休養の方針などが整備された。

b. 健康日本21—21世紀の健康づくり運動

2000（平成12）年よりスタートした「健康日本21」は、21世紀における国民健康づくり運動である。この取り組みは、健康増進や疾病の発症予防である一次予防に重点を置いている。その目的は、すべての国民が健康で明るく元気に生活できる社会を実現することにある。具体的には、壮年期死亡の減少、健康寿命の延伸、生活の質（QOL）の向上を目指している。

「健康日本21」では、9分野について具体的な目標を設定している。「栄養・食生活」「身体活動・運動」「休養・こころの健康づくり」「歯の健康」「たばこ」「アルコール」「糖尿病」「循環器病」「がん」である。

c. 健康日本21（第二次）—さらなる健康増進への取り組み

2013（平成25）年に開始された「健康日本21（第二次）」は、個人と社会環境の両面からアプローチを行っている。最終的な目標は、健康寿命の延伸と健康格差の縮小である[11]。この計画では、個人の生活習慣の改善と社会環境の改善を通じて、生活の質（QOL）の向上を目指している[12]。

健康日本21（第二次）では、以下の5つの「基本方向」を掲げている。

1 健康寿命の延伸と健康格差の縮小

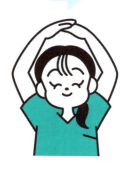

健康って個人だけじゃなく、社会全体で取り組むんだ！

2 生活習慣病の発症予防と重症化予防の徹底
3 社会生活を営むために必要な機能の維持・向上
4 健康を支え、守るための社会環境の整備
5 栄養・食生活、身体活動・運動、休養、飲酒、喫煙および歯・口腔の健康に関する生活習慣および社会環境の改善

d. 健康日本21（第三次）―新たな時代に対応した健康づくり

2023（令和5）年5月、厚生労働省は「健康日本21（第三次）」の基本方針を公表し、2024（令和6）年から第5次国民健康づくり運動としてスタートした（図1-5）[13]。この新たな取り組みは、人々の生活習慣の変化、地域間の移動の増加、高齢社会という時代背景を踏まえて策定された。

「健康日本21（第三次）」のビジョンは、「全ての国民が健やかで心豊かに生活できる持続可能な社会の実現」である。このビジョンのもと、以下の2つの中心的な方針が掲げられている[14]。

1 「誰一人取り残さない健康づくり」（Inclusion）
2 「より実効性をもつ取組」（Implementation）

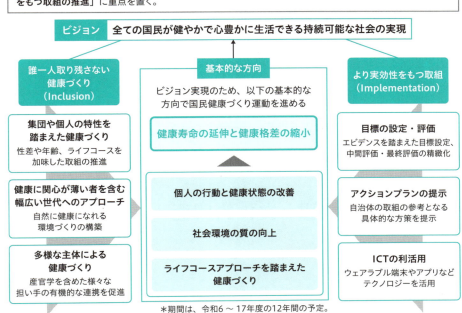

図1-5　健康日本21（第三次）の全体像

厚生労働省：「健康日本21（第三次）」を推進する上での基本方針を公表します　https://www.mhlw.go.jp/content/10904750/001102264.pdf（最終アクセス日：2024/8/13）より引用．

Ⅳ 地域看護

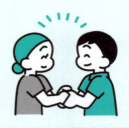

1 看護における地域の概念

❶ 看護学の構成要素

看護学は、人間、環境、健康、看護活動の4つの要素で構成されている。地域看護において、地域は人々の生活基盤として理解され、「地域で暮らす人々」を看護の対象としている。

❷ 日本地域看護学会による地域の4つの側面

日本地域看護学会は地域看護で扱う地域の概念を4つの側面から説明している[15]。

1. 生活の場としての「地域」とは、生活概念に着目したとらえ方で、生活は日常生活だけではなく、労働や学習も含む広い人間活動を指す。
2. 環境としての「地域」とは、個人や家族の健康やQOLに影響を与えるものとしての見方である。
3. 対処力としての「地域」とは、**アセット（asset）** といわれるもので、健康現象を変革していくための資源となる。
4. 看護の対象としての「地域」とは、看護職がどこに所属するかによって自治体・機関・施設等を指し、活動の対象としてとらえている。

> **KEYWORD**
> アセット（asset）
> すでにもっている資産・資源である。地域での看護活動を展開する際に、地域の情報とニーズを把握してから進めるべきこと。

2 地域概念の拡張と文化的側面

❶ 憲法との関連

地域看護において「地域」は単なる地理的範囲を超えた概念である。**日本国憲法第25条** では、健康な生活だけでなく、文化的な生活も国民の権利として保障していることを示している。この憲法の視点は、地域看護の実践において文化的側面を考慮すること

> **KEYWORD**
> 日本国憲法第25条
> 【生存権、国の社会的使命】
> 第1項 すべて国民は、健康で文化的な最低限度の生活を営む権利を有する。
> 第2項 国は、すべての生活部面について、社会福祉、社会保障及び公衆衛生の向上及び増進に努めなければならない。

の重要性を裏づけている。

❷ 文化的多様性と健康習慣

日本の長い歴史と多様な自然環境により、各地域は独自の文化と健康習慣を育んできた。たとえば、地域の食材を生かした食文化や温泉地域にある温泉文化など、健康にかかわる地域文化も多数ある。

❸ 文化のもつ力

文部科学省は2002（平成14）年に以下のように示している[16]。

> 文化には、人々に元気を与え地域社会全体を活性化させて、魅力ある社会づくりを推進する力がある。このような文化の持つ力（「文化力」）は、文化芸術以外の様々な分野の活性化にも貢献し得るものである

この見解は、文化が社会の活力や健康増進に寄与する可能性を示唆している。地域看護においても、地域固有の文化を理解し活用することで、より効果的な健康支援活動を展開できると考えられる。

❹ 地域特性を活かした健康支援

市町村単位の地域行政も人々の生活に浸透している地域文化の要素を織り交ぜながら、地域住民を対象に健康支援活動を展開している。これは、文部科学省が示す「文化力」の概念と合致しており、地域固有の文化が健康増進に寄与する可能性を実践的に活用する試みといえる。

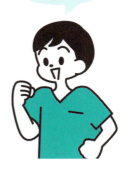

地域看護は生活に加えて文化的な側面も大切にするんだね

Ⅴ ケア・看護ケア

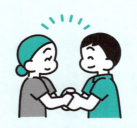

　医療において、地域で暮らしている人々の命を守ることは最も重要な課題である。緊急の場合は最善の治療や処置、ケアを行うことが求められる。一方、慢性期や回復期の場合は、対象者のこれまでの暮らしを理解し、対象者の意向を尊重したうえで療養生活を支援することが必要である。

　地域で暮らしている人々を対象に様々な支援活動を行うためには、「ケア」という主要概念を整理することが重要である。この節では、「ケア」の概念を探り、地域医療や看護の文脈でどのように使用されているかを整理する。

1 ケアの定義

① ケアの定義と哲学的視点

　「ケア(care)」は、思いやりや世話の意味で広く用いられており、人間のほかに植物やペットの世話など、様々な場面で使用されている。

　アメリカの哲学者ミルトン・メイヤロフ(Milton Mayeroff)は、ケアについて次のように述べている[17]。

> 　世界の中にあって、自分の落ち着き場所にいることであり、ほかの人々をケアし、役立つことによって、その人は自身の、生の真の意味を生きている。

　人間を対象にした場合、ケアは養育、教育、医療分野において重要な概念として位置づけられている。メイヤロフは、さらに次のように述べている[18]。

> 　ケアすることは相手が成長し自己実現することを援助することである。

　つまり親が子へ、教員が学生へ、医療者が患者へ行う支援は、必ずしも同じ方法とは限らないが、すべて「ケア」といえる。

❷ ケアの形態と実践

　対象者の健康や生活の質を維持および向上するためのケアは、医療者が提供する身体的・心理的ケア、介護福祉職が提供する介護サービスなど、様々な形態がある。

　看護職においては、「身体的な世話」をとおして対象者の心身の安楽を図り、同時に相互関係の促進も目指している。ケアは対象者のニーズを見きわめ、必要に応じて適切な方法で提供される。これにより、対象者個人およびその家族の生活維持の一助となることが期待される。

2 看護ケア

❶ 看護の定義と範囲

　看護は人間を対象とし、健康の維持と回復を目指す医療の一部である。具体的には、身体的支援、精神的支援、社会的支援を行う。ナイチンゲールが近代看護を社会的職業として確立して以来、看護は広く社会に認知されるようになった。

❷ 国際看護師協会（ICN）の定義

　2002年、国際看護師協会（ICN）は看護について以下のように定義している[19]。

> 　看護とは、あらゆる場であらゆる年代の個人および家族、集団、コミュニティを対象に、対象がどのような健康状態であっても、独自にまたは他と協働して行われるケアの総体である。看護には、健康増進および疾病予防、病気や障害を有する人々あるいは死に臨む人々のケアが含まれる。また、アドボカシーや環境安全の促進、研究、教育、健康政策策定への参画、患者・保健医療システムのマネジメントへの参与も、看護が果たすべき重要な役割である。

❸ 日本看護協会の定義

　日本看護協会は2007（平成19）年に「看護に関わる主要の解説―概念的定義・歴史的変遷・社会的文脈」において、「看護」および「看護ケア」について以下のように概念を定義した。

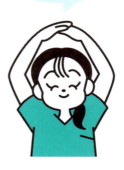

尊厳を守り、自立を支える。それが看護ケアだね

①「看護」の定義
　広義には人々の生活の中で営まれるケア、すなわち家庭や近隣における乳幼児、傷病者、高齢者や虚弱者等への世話等を含むものを指す。狭義には、保健師助産師看護師法に定められるところに則り、免許交付を受けた看護職による保健医療福祉の様々な場で行われる実践を指す。

②「看護ケア」の定義
　「看護ケア」という用語は、主に看護職の行為を本質的にとらえようとするときに用いられる、専門的なサービスを指す言葉である。具体的には以下を指す。
1. 看護の専門的のエッセンス
2. 看護業務の中核部分
3. 看護実践の中核部分

4 看護ケアの全体性と個別性
①看護における全体性の重要性
　日野原らは、看護における全体性が重要だと強調している[20]。看護は子どもから高齢者まであらゆる年代を対象者とし、その人の個別性に目を向けて変化に応じた対応をすることが求められる。

②全人的ケアの概念
　この全体性をとらえた看護は「全人的ケア」と表現され、ケアの基盤として対象者の生活が継続できるよう看護実践が行われる。全人的ケアは、単に身体的な側面だけでなく、精神的、社会的側面をも含めた包括的なアプローチを意味している。

③看護の役割と憲法との関連
　さらに、看護の役割は日本国憲法と密接に関連している。看護は、憲法で保障されたすべての国民が健康で文化的な生活を享受することができるよう支援する役割を担っている。看護実践においては、対象者のニーズを的確に把握したうえで、適切なケアを提供すべきである。

5 「気づかれないケア」の重要性－自尊心を守る間接的支援
①ケアの多面性
　「ケア」という言葉には、「世話」のほかに「気づかい」や「配慮」の意味もある。看護職・介護職など専門家は、生活者が気づ

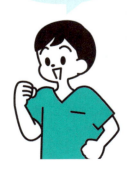

p.20 keyword
「日本国憲法第25条」も参照しよう

かない場面でも配慮が必要なことを知っている。

②専門家の目指すケア

専門家は、ケアを通じて生活を整え、本人が望む暮らしの実現を目指している。特に在宅療養では、療養者が主役である。本人が「自分でできた」と思えるように支援することも、看護の役割であるといえる。

> **CASE**
>
> ### 高齢者の自立を尊重した服薬管理の工夫
>
> Aさん（女78歳、元美容師）は、自宅で一人暮らしをしている。糖尿病のため、内服でコントロールしている。2年前より物忘れなどが多く、認知症と診断された。夫は他界し、娘は他県に在住している。これまでは友人がAさん宅に遊びに来ていたが、最近は体調の問題で訪問がなくなった。そのため、日中はほぼ一人で過ごし、薬を飲み忘れることが多くなった。
>
> #### 服薬の問題と看護師の対応
>
> 他県に在住している娘が、Aさんに訪問看護を受けることを相談したところ、訪問看護を拒否する発言があった。内服の飲み忘れが心配だった娘は、訪問看護師に電話相談した。訪問看護師は、あえて本人の前に登場せず、娘に次のように薬のセッティングの工夫を助言した。
> 1 本人の生活スタイルに合わせて、昼間は1階のリビング、寝る前は寝室のベッドサイドテーブルに分けて内服薬をセットする。
> 2 本人の携帯電話のアラームを服薬時間に合わせてセットする。
>
> #### 間接的支援の効果
>
> 数か月後、Aさんの内服の飲み忘れが減り、体調も安定した。Aさんは娘に、「最近薬がうまく飲めるようになったよ。自分は何でもできるから心配しなくても大丈夫よ」とうれしそうに話していたと、訪問看護師に報告があった。
>
> #### 自立心の尊重—直接介入を避ける配慮
>
> この事例をみると、一人暮らしのAさんは自分が看護される状態ではなく、自力で生活ができるという思いが強い。生活の場での日々の暮らしに変化が生じることで生まれるプレッシャーに対し、Aさんは自分の生活力を信じている。看護師はあえてそこには触れないことが大切である。

間接的支援の意義―対象者の望みと能力の理解

　訪問看護師は、Aさんが正しく内服できるようなアドバイスを娘にすることで、間接的に看護援助を行った。地域で暮らしている生活者を対象に看護やケアを行う場合、対象者が暮らしの環境のなかでできることや望んでいることを理解することが重要である。

　ケア対象の気持ちを配慮し、本人の力を最大限に活かせる支援も重要である。こうしたアプローチは、対象者の自尊心を守りつつ、必要なケアを提供する効果的な方法といえる。

引用文献
1) Friedman, MM著，野島佐由美監訳：家族看護学；理論とアセスメント，へるす出版，1993.
2) 厚生労働省：地域共生社会のポータルサイト，https://www.mhlw.go.jp/kyouseisyakaiportal/（最終アクセス日：2024/9/10）
3) 厚生労働省「我が事・丸ごと」地域共生社会実現本部：「地域共生社会」の実現に向けて（当面の改革工程），平成29年2月7日，https://www.mhlw.go.jp/stf/houdou/0000150538.html（最終アクセス日：2024/9/10）
4) 厚生労働省：「地域共生社会の実現に向けた地域福祉の推進について」の改正について，https://www.mhlw.go.jp/content/tuuti_210331.pdf（最終アクセス日：2024/10/01）
5) 公益社団法人日本看護協会：改訂版 看護にかかわる主要な用語の解説，1．生活者，2023，p.13.
6) 総務省：令和3年社会生活基本調査 生活時間及び生活行動に関する結果　結果の要約，令和4年8月31日，https://www.stat.go.jp/data/shakai/2021/pdf/youyakua.pdf（最終アクセス日：2024/9/10）
7) 厚生労働省：世界保健機関憲章（昭和26年6月26日条約第1号），https://www.mhlw.go.jp/web/t_doc?dataId=97100000&dataType=0&pageNo=1（最終アクセス日：2024/9/10）
8) 大川弥生：ICFの概念枠組み－「生きることの全体像」についての「共通言語」，https://www.mhlw.go.jp/stf/shingi/2r9852000002ksqi-att/2r9852000002kswh.pdf（最終アクセス日：2024/9/10）
9) 武藤正樹：平成6年度健康体力づくり財団健康情報研究事業報告書，QOLの概念に関する研究 3-7，1995.
10) 厚生労働省：令和4年簡易生命表の概況，令和5年7月28日，p.5-13.
11) 厚生労働省：健康日本21（第二次），https://www.mhlw.go.jp/stf/seisakunitsuite/bunya/kenkou_iryou/kenkou/kenkounippon21.html（最終アクセス日：2024/9/10）
12) 厚生労働省：国民の健康の増進の総合的な推進を図るための基本的な方針，https://www.mhlw.go.jp/bunya/kenkou/dl/kenkounippon21_01.pdf（最終アクセス日：2024/9/10）
13) 厚生労働省：「健康日本21（第三次）」を推進する上での基本方針を公表します，令和5年5月31日，https://www.mhlw.go.jp/stf/newpage_33414.html（最終アクセス日：2024/9/10）
14) 厚生労働省：「健康日本21（第三次）」を推進する上での基本方針を公表します」，「資料2　参考資料」，p.4，https://www.mhlw.go.jp/content/10904750/001102264.pdf（最終アクセス日：2024/9/10）
15) 平成24～26年度日本地域看護学会地域看護学学術委員会：日本地域看護学会委員会報告，地域看護学の定義について，日本地域看護学会誌，17（2）：75-84，2014，https://www.jachn.net/pdf/chiikikangoteigi.pdf（最終アクセス日：2024/9/10）
16) 文部科学省：地域文化を振興する意義，https://www.mext.go.jp/b_menu/shingi/bunka/toushin/05021601/002.htm（最終アクセス日：2024/9/10）
17) ミルトン・メイヤロフ著，田村真，向野宣之訳：ケアの本質；生きることの意味，ゆみる出版，1987，p.15.
18) 前掲17)，p.13.
19) 国際看護師協会，日本看護協会訳：ICN看護の定義，2002，https://www.nurse.or.jp/nursing/international/icn/document/definition/index.html（最終アクセス日：2024/9/10）
20) 日野原重明，他：看護の時代；看護が変わる　医療が変わる，日本看護協会出版会，2012，p.99.

参考文献
1) 王麗華，他：「花畑プロジェクト」を通した住民組織づくりの検討，大東文化大学看護学ジャーナル，2(1)，62-68，2019.
2) 厚生労働省社会・援護局障害保健福祉部企画課：「国際生活機能分類－国際障害分類改訂版－」(日本語版)の厚生労働省ホームページ掲載について，平成14年8月5日，https://www.mhlw.go.jp/houdou/2002/08/h0805-1.html（最終アクセス日：2024/9/10）

復習シート

第1章
地域共生社会における健康とケア
―暮らしを支える看護の役割

振り返りポイント

地域・暮らし・健康に関する諸定義を整理する。

1 │ 地域とは何かを説明してみよう。

2 │ 暮らしとは何かを説明してみよう。

3 │ 健康とは何かを説明してみよう。

4 │「地域」「暮らし」「健康」という言葉を用いて、「看護ケア」を説明してみよう。

第2章

地域包括ケアシステムの構造と展開
―暮らしを支える地域のしくみ

本章では、地域包括ケアシステムの背景、構造、実践について解説する。最初に、高齢化や人口減少に伴う社会の変化と、それに対応するための地域包括ケアシステムの必要性を説明する。次に、システムの5つの構成要素（医療、介護、予防、住まい、生活支援）とその関係性を詳しく解説し、全体像を明らかにする。

また、システムを支える「自助・互助・共助・公助」の概念や、中核を担う地域包括支援センターの役割についても触れる。

最後に、システムの実際の展開例や課題、今後の展望について考察する。本章を通じて、地域包括ケアシステムの全体像と重要性を理解し、今後の保健・医療・福祉の実践に活かせるようになることを目指す。

予習シート

第2章
地域包括ケアシステムの構造と展開
―暮らしを支える地域のしくみ

ねらい
地域共生社会の実現を目指すしくみを知る。

予習内容

1 自分が考える「地域共生社会」とは何かを記載してみよう。

2 地域共生社会のポータルサイト内から、その取り組みのうちの一つを選んで概要をまとめてみよう。

参考：地域共生社会のポータルサイト｜厚生労働省
https://www.mhlw.go.jp/kyouseisyakaiportal/

I 地域包括ケアシステムの背景と発展

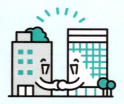

1 日本の地域看護の歴史と新たな課題

① 従来の地域看護の取り組みと社会構造の変化

日本は長期にわたり、地域で暮らす人々を対象に、保健師を中心とした健康増進や疾病予防などの地域看護を行ってきた。しかし、社会構造の変化により新たな課題が浮上している。共働き世帯の増加や、親と別の地域で暮らす「核家族」が増えたことで、生活支援、健康支援と介護などの問題が浮き彫りになった。

② 高齢者のニーズと少子高齢社会の課題

多くの高齢者が「住み慣れた地域で自分らしく生きていく」ことを望んでいる。少子高齢社会において、国民の医療・介護のニーズの増加が予測される。そのため、高齢者の尊厳の保持と生活支援の検討が急務となっている。

2 地域包括ケアシステムの構築と法整備

① 厚生労働省の取り組みと介護保険法の改正

このような状況を踏まえて、厚生労働省は地域包括ケアシステムを構築し、地域の実情に応じて予防、医療・介護、生活支援など一体的に支援できるしくみを整備し続けている。2005（平成17）年の介護保険法の改正により、「地域包括ケアシステム」は介護保険法のなかに組み込まれた[1]。

② 医療介護総合確保推進法の制定とその目的

「**医療介護総合確保推進法**」が2014（平成26）年に制定された。この法律は、地域の実情に応じて高齢者が可能な限り住み慣れた地域で自立した日常生活を営むことができるよう定めている。具

> **KEYWORD**
> **医療介護総合確保推進法**
> 正式名称は「地域における医療及び介護の総合的な確保を推進するための関係法律の整備等に関する法律」。地域包括ケアシステムは、この制度により主に高齢者を対象として位置づけられた。一方、難病をもつ人や障害・疾病のある子どもなどへの支援は、別の制度が適用される。これについては第5章で詳しく述べる。

体的には、医療、介護、**介護予防**、住まいおよび日常生活の自立支援を包括的に行う体制として「地域包括ケアシステム」を確立することを目指している[2]。

> **KEYWORD**
> **介護予防**
> 介護予防とは、要介護状態または要支援状態になることを防ぐとともに、すでにそのような状態にある人の状態が悪化することを防ぐことを指す。

3 全世代を対象とした地域包括ケアシステムの展望

❶ 全世代対象のシステム構築とサービス提供

　地域共生社会の実現に向けて、全世代を対象にした適切な地域包括ケアシステムの構築が必要とされている。このシステムは、地域で暮らす人々に対し、医療・看護、介護・リハビリテーション・保健・福祉などのサービスが途切れずに提供できることを目指している。

❷ 多職種多分野の協働と地域コミュニティの役割

　地域の特徴や対象者の状況に応じて、健康、医療、福祉専門職のほかに様々な専門職および非専門職の幅広い多職種多分野の協働が欠かせない。さらに、人々の住まいを中心に地域住民間の支え合いも重要な要素となる。
　このように、地域包括ケアシステムは、幅広い多職種多分野の協働と地域コミュニティの力を活用しながら、包括的な支援を提供するしくみである。

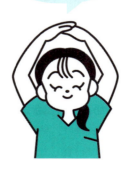

高齢者だけじゃない、全世代を対象とした地域ケアシステムだよ

Ⅱ 地域医療構想

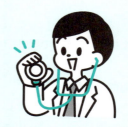

1 地域医療構想の背景

「地域で包括的なケアを実施する」という考え方が注目された背景には、少子高齢社会による地域保健・医療・福祉の変化がある。

❶ 人口構造の変化と支援が必要な高齢者の増加

①高齢者人口の推移

日本の高齢化は急速に進んでいる（図2-1）。2022（令和4）年の時点で、日本の総人口は1億1495万人であり、そのうち65歳以上の高齢者は3624万人で、総人口の29.0％を占めている。高齢化の進行は1970（昭和45）年から顕著になり、総人口の7％を超えた。その後、1994（平成6）年には14％を超え、2022（令和4）

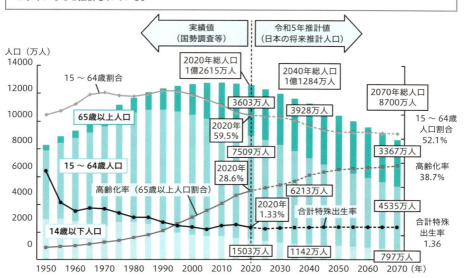

図2-1　日本の人口の推移

厚生労働省：我が国の人口について　https://www.mhlw.go.jp/stf/newpage_21481.html（アクセス日：2024/8/13）より引用.
出所：2020年までの人口は総務省「国勢調査」、合計特殊出生率は厚生労働省「人口動態統計」、2025年以降は国立社会保障・人口問題研究所「日本の将来推計人口（令和5年推計）」（出生中位（死亡中位）推計）

年までの32年間で総人口の3割弱にまで達した[3]。

②高齢者世帯の増加

65歳以上の高齢者がいる世帯や一人暮らし世帯も増加の一途をたどっている。2025年には、全世帯数の25％を超えると予測されており、社会構造の大きな変化を示している[3]。

2 将来予測と課題

①2025（令和7）年の見通し

2025（令和7）年にはいわゆる**団塊の世代**が75歳を超え、75歳以上の後期高齢者人口が全人口の18％に達すると予想されている。この状況下で、高齢者の健康維持や就労は、労働人口不足の解決にもつながる重要な課題となっている。

> **KEYWORD**
> **団塊の世代**
> 戦後のベビーブーム世代、1947〜1949年に生まれた者は、2025年には75歳に達する。出生数約806万人で、人口構造上は大規模な集団である。

②2070年の推計

さらに長期的な見通しでは、2070年には高齢者率は39％の水準に達し、総人口は8700万人になると推定されている[4]。

③今後の重要課題

今後、人々の**健康寿命**の延伸のためには、食生活、運動、住居環境、就労など、医療や福祉にとどまらない多方面からのアプローチが必要となる[4]。

> **KEYWORD**
> **健康寿命**
> 人が健康上の問題で制限されることなく、日常生活が送れる期間をいう。

2 地域医療構想の確定と推進

1 人口構造の変化に対応する地域医療構想

このような背景を受け、2014（平成26）年、「医療介護総合確保推進法」によって「地域医療構想」が確定された。この構想は、今後予想される総人口の減少、特に生産労働人口の減少や高齢化に伴う医療ニーズの変化に対応するためのものであった。

2 全国展開への動き

地域医療構想の目的は、地域(医療圏)の実情に即した医療体制を整備することである。2017（平成29）年、厚生労働省はすべての都道府県においてこの構想を推進すると示した。

3 地域医療構想の主な特徴

1 医療圏の設定

地域医療構想では、**医療圏**を以下のように設定している。
- 一次医療圏：市町村レベル
- 二次医療圏：都道府県レベル(基本単位)

> **KEYWORD**
> 医療圏(表2-1)
> 医療圏は医療法に基づき、都道府県が病床整備のために定める単位である。一次から三次までの医療圏が設定されている。

2 病床の機能分化

病床の機能を以下の4つのタイプに分類し、医療機関の役割を明確化している(表2-2)。
- 高度急性期
- 急性期
- 回復期
- 慢性期

この分化により、医療機関の役割が明確になり、病院や地域での連携が強化される。また、医療資源の効率的・効果的な利用が

表2-1 医療圏について

名称	医療圏の範囲	医療法
一次医療圏	・市町村が1単位とされる ・一般的な疾病の診断と治療の医療 ・かかりつけ医などが日常的医療を行う	規定なし
二次医療圏	・複数の市町村を併せて1単位とされ、二次医療圏をもとに保健所が設置される ・救急医療を含み幅広く地域住民の医療を対応する	医療法施行規則 第30条29の1
三次医療圏	・原則として都道府県が1単位とされる ・感染、結核、精神病棟など特殊な専門的高度の医療を提供する	医療法施行規則 第30条29の2

表2-2 医療機関の病床の機能分化

病床機能	内容
高度急性期	・急性期患者を対象に病状の安定に向けて、診療密度が特に高い医療を提供する機能
急性期	・急性期の患者に対し、状態の早期安定化に向けて、医療を提供する機能
回復期	・急性期を経過した患者への在宅復帰に向けた医療やリハビリテーションを提供する機能 ・特に、急性期を経過した脳血管疾患や大腿骨頚部骨折等の患者に対し、ADLの向上や在宅復帰を目的としたリハビリテーションを集中的に提供する機能（回復期リハビリテーション機能）
慢性期	・長期の療養が必要な患者を入院させる機能 ・長期にわたり療養が必要な重度の障害者（重度の意識障害者を含む）、筋ジストロフィー患者又は難病患者等を入院させる機能

厚生労働省医政局地域医療計画課：地域医療構想について，p.9-10　https://www.mhlw.go.jp/content/10800000/000516866.pdf（最終アクセス日：2024/8/13）より引用.

進み、医療の質向上が期待される[5]。

3 病院や地域での連携の強化

入院中から退院後の療養生活を考慮した支援を実施する。この医療提供体制を実現するため、以下の要素が重要となっている。
- 医療施設の地域との連携（訪問診療や訪問看護など）
- 「地域支援事業」による継続的な生活支援

これらの取り組みにより、患者の回復状態に合わせた入院治療と、退院後のスムーズな療養生活への移行を目指している。

COLUMN

地域支援事業

地域支援事業は、介護保険法第115条の45に基づく支援である。概要を表2-3に示し、介護保険制度における位置づけを図2-2に示す。

▎地域支援事業の目的

この事業の目的は、以下の点を一体的に推進することである。
1. 被保険者が要介護・要支援状態になることを予防する
2. 社会参加を促しながら、地域での自立した日常生活を支援する

表2-3 地域支援事業の概要

Ⅰ．介護予防・日常生活支援総合事業（略して総合事業）	1. 介護予防・生活支援サービス事業（第1号事業）〈対象〉 1) 要支援1、2 2) 基本チェックリスト該当者 3) 要介護認定を受ける前からの事業利用者	・訪問型サービス（第1号訪問事業） ・通所型サービス（第1号通所事業） ・その他生活支援サービス（第1号生活支援事業） ・介護予防ケアマネジメント（第1号介護予防支援事業）
	2. 一般介護予防事業〈対象〉すべての65歳以上の高齢者	・介護予防把握事業 ・介護予防普及啓発事業 ・地域介護予防活動支援事業 ・一般介護予防事業評価事業 ・地域リハビリテーション活動支援事業
Ⅱ．包括的支援事業	1. 総合相談支援業務 2. 権利擁護業務 3. 包括的・継続的ケアマネジメント支援業務	
Ⅲ．任意事業	1. 介護給付等費用適正化事業 2. 家族会と支援・事業 3. その他の事業	

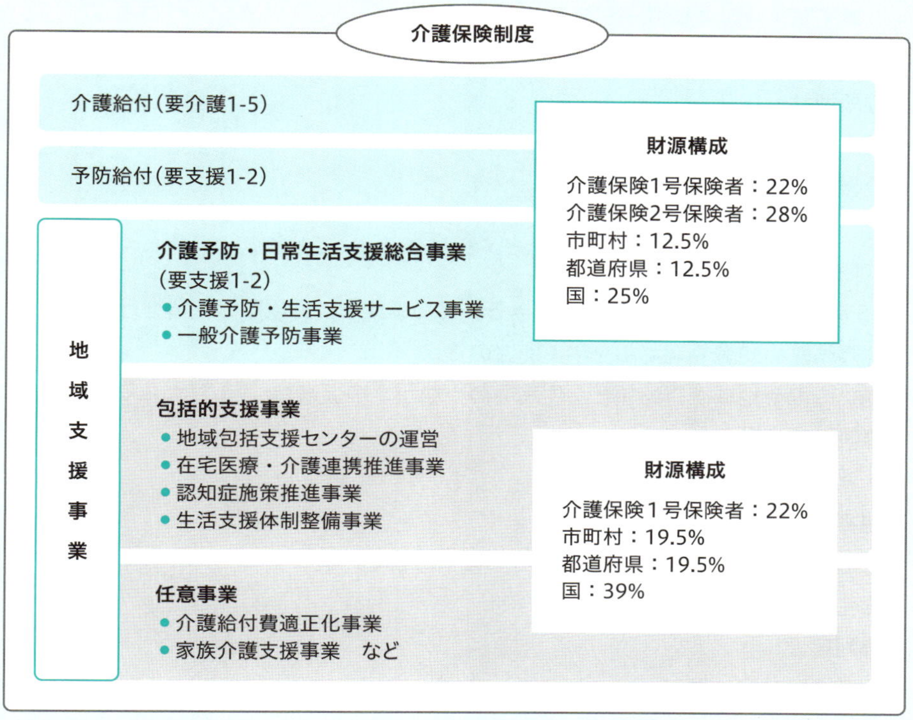

```
┌─────────────────── 介護保険制度 ───────────────────┐
│ 介護給付（要介護1-5）                              │
│                                                    │
│ 予防給付（要支援1-2）          ┌─────────────────┐ │
│                                │ 財源構成        │ │
│  ┌──介護予防・日常生活支援総合事業│ 介護保険1号保険者：22% │
│  │    （要支援1-2）              │ 介護保険2号保険者：28% │
│  │  ● 介護予防・生活支援サービス事業│ 市町村：12.5%   │ │
│  │  ● 一般介護予防事業          │ 都道府県：12.5% │ │
│  │                              │ 国：25%         │ │
│ 地│  包括的支援事業              └─────────────────┘ │
│ 域│  ● 地域包括支援センターの運営                    │
│ 支│  ● 在宅医療・介護連携推進事業  ┌─────────────────┐│
│ 援│  ● 認知症施策推進事業         │ 財源構成        ││
│ 事│  ● 生活支援体制整備事業       │ 介護保険1号保険者：22%│
│ 業│                              │ 市町村：19.5%   ││
│  │  任意事業                     │ 都道府県：19.5% ││
│  │  ● 介護給付費適正化事業        │ 国：39%         ││
│  │  ● 家族介護支援事業　など      └─────────────────┘│
└────────────────────────────────────────────────────┘
```

図 2-2　介護保険制度における地域支援事業の位置づけ

京都府ホームページ：新しい地域支援事業の全体像，https://www.pref.kyoto.jp/kaigo/documents/chiikishienjigyo_zenntai.pdf（最終アクセス日：2024.09.28）をもとに作成．

3　地域における包括的な相談・支援体制を構築する
4　多様な主体が参画する日常生活支援体制を整備する
5　在宅医療と介護の連携体制を確立する
6　認知症高齢者への支援体制を構築する

地域支援事業の内容

地域支援事業は、主に以下の3つの事業で構成されている。

1 介護予防・日常生活支援総合事業
2 包括的支援事業
3 任意事業

1 介護予防・日常生活支援総合事業

この事業は、高齢者の要介護状態予防と自立生活支援を目的とし、次の2つのサービスを提供する。

（次ページへ続く）

①介護予防・生活支援サービス事業
- 訪問型サービス
- 通所型サービス
- 配食や見守りなどの生活支援サービス
- 介護予防支援事業(ケアマネジメント)

②一般介護予防事業
　65歳以上のすべての人が利用できる。この事業では、以下の支援を行う。
- 介護予防の知識やスキルを学ぶ機会の提供
- 通いの場や地域サロンなど、住民間のつながりの促進
- 介護予防活動の継続支援

2 包括的支援事業
　この事業は、以下の4つの機能を一体的に提供する。
1. 総合相談支援
2. 権利擁護
3. 介護予防ケアマネジメント
4. ケアマネジメント支援

　包括的支援事業は、以下の4つの取り組みで構成される。

①地域包括支援センターの運営
　市町村からの一括委託で実施され、以下の役割を担う。
- 相談受付
- 高齢者虐待への対応
- 支援困難事例への対処
- 制度横断的支援

②在宅医療・介護連携推進事業
　地域の医療・介護関係施設の連携を促進し、継続的・包括的な在宅医療と介護を提供する。
- 連携のための会議開催
- 必要な研修の実施

③認知症施策推進事業
　認知症の早期診断・早期対応や認知症ケアの向上を目指し、地域の支援体制を整備する。

④生活支援体制整備事業
　生活支援コーディネーターを設置し、以下の2点を推進する。
- 多様な日常生活上の支援体制の充実・強化
- 高齢者の社会参加の促進

3 任意事業
　任意事業は、以下の2つの事業で構成される。
1. 介護給付費適正化事業
2. 家族介護支援事業

①介護給付費適正化事業
　この事業は、介護保険事業の運営を安定化させ、介護給付費等の適正化を図る。主な取り組みは以下のとおりである。
- 介護保険認定調査状況の確認
- ケアプランの点検
- 住宅改修等の点検

②家族介護支援事業
　介護者家族の負担軽減を目的とし、以下の支援を行う。
- 介護知識や技術に関する教室の開催
- 介護者同士の交流会の実施

COLUMN

給付と支給

　「給付」とは、国や公共団体、保険会社などが、受給資格のある対象に規定額や品物を支払うことを指す。たとえば、政府が収入の少ない家庭に給付金を支払うケースがこれにあたる。
　一方、よく似た言葉に「支給」がある。支給は、条件の有無にかかわらず対象者に金品を払い渡すことを意味する。具体的には、ポイントを貯めて商品と交換する場合など、金品の払い渡し全般に使用できる。
　給付には受給資格という条件があるのに対し、支給にはそのような条件が必ずしも必要ではない点が大きな違いである。

III 地域医療構想の推進に伴う地域包括ケアシステムの展開
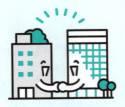

　地域で暮らしている人々の健康問題を解決するには、医療だけでは十分に対応できない。そのため、地域という場で暮らしている人々のニーズを中心に、必要な支援を包括的に提供できる地域包括的な支援で対応する「地域包括ケア」という考え方が生まれた（図2-3）。

1　地域包括ケアの起源

　地域包括ケアの考え方は1980年頃にさかのぼる。広島県みつぎ町と公立みつぎ総合病院による、地域での医療と福祉の協働が「地域包括ケア」の原型といえる[6]。
　当時の院長、山口昇医師が日本で最初に「地域包括ケアシステム」を提唱した（表2-4）。保健、医療、介護、福祉の連携と協働による地域全体のケア体制が実践された。

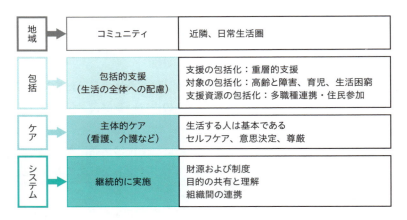

図2-3　「地域包括ケアシステム」について
厚生労働省：地域包括ケアシステム　https://www.mhlw.go.jp/stf/seisakunitsuite/bunya/hukushi_kaigo/kaigo_koureisha/chiiki-houkatsu/index.html（最終アクセス日：2024/8/13）を参考に作成．

40

表2-4 地域包括ケアシステムの定義（山口昇）

- 地域に必要な包括ケアを、社会的要因を配慮しつつ継続して実践し、住民（高齢者）が住み慣れた場所で、安心して一生その人らしい自立した生活ができるように、そのQOLの向上を目指すしくみ
- 包括ケアとは治療（キュア）のみならず保健サービス（健康づくり）、在宅ケア、リハビリテーション、福祉・介護サービスのすべてを包含するもので、多職種連携、施設ケアと在宅ケアとの連携および住民参加のもとに、地域ぐるみの生活・ノーマライゼーションを視野に入れた全人的医療・ケア
- 換言すれば保健（予防）・医療・介護・福祉と生活の連携（システム）である
- 地域とは単なるAreaではなくCommunityを指す

公立みつぎ総合病院：地域包括ケアシステム，http://www.mitsugibyouin.com/comprehensive-system/（最終アクセス日：2024/8/13）より引用

2 介護保険制度への活用と法的定義

地域包括ケアシステムの考えは介護保険の施行に活用された[7]。2014年（平成26）の「地域における医療及び介護の総合的な確保の促進に関する法律」改正では、地域包括ケアシステムが次のように定義された。

> 地域の実情に応じて、高齢者が、可能な限り、住み慣れた地域でその有する能力に応じ自立した日常生活を営むことができるよう、医療、介護、介護予防、住まい及び自立した日常生活の支援が包括的に確保される体制をいう（第2条）。

3 地域包括ケアシステムのコンセプト

地域で暮らしている人々のニーズに応える「地域包括ケア」は、健康問題を解決するための「医療的包括ケア」と、地域を基盤とした「生活を整えるケア」という2つのコンセプトから成り立っている（図2-4）。

① 医療的包括ケア

医療的包括ケアは、健康問題を解決するためのものである。入退院する人に対し、医療施設は退院に向けた患者指導を行う。退院後も継続的な医療が必要な場合は、在宅医療の訪問診療や訪問看護など、医療関係機関と連携をとる。

さらに療養生活を継続するには、リハビリテーションやデイ

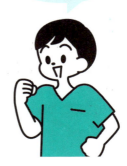

地域包括ケアは1980年代から現在まで進化し続けているね

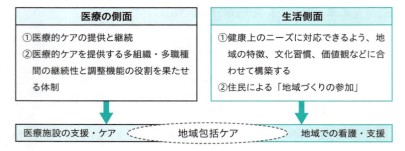

図 2-4　地域包括ケアシステムのコンセプト

サービスなど、状態に応じた関連職種のかかわりやサービスの見直しが必要である。切れ目のない支援体制をもつことが重要になっている。

2 生活を整えるケア

生活を整えるケアは、地域を基盤としている。地域で継続的に暮らすには、買い物、配食、見守り支援など、日常生活に必要な包括的な支援が欠かせない。

このように、国は地域住民のニーズに対して保健、医療、福祉資源を包括的に支援やケアを提供できるしくみとして、地域包括ケアシステムを推進している。

4 地域参加とソーシャル・キャピタルの強化

地域包括ケアシステムの推進において、地域社会のつながりや人々の信頼関係(ソーシャル・キャピタル)を強化することが重要視されている。そのため、住民による「地域参加」が期待されている。

1 ソーシャル・キャピタル(Social Capital)

ソーシャル・キャピタルとは、社会の効率性を高める協調行動を活発にする「信頼」「規範」「ネットワーク」といった社会組織の特徴を指す。これは、アメリカの政治学者ロバート・パットナムの定義による[8]。

①「信頼」

パットナムは、「知っている人に対する厚い信頼」よりも、「知らない人に対する薄い信頼」のほうが、より広い協調行動につながり、ソーシャル・キャピタルの形成に役立つと提唱している。

②「規範」

社会で共有される行動の基準である規範のうち、パットナムは特に「互酬性」を重視している。これは人々の間で相互に利益のある「win-win」の関係を築くことを意味する。

③「ネットワーク」

人々の間の結びつきや関係性を指すネットワークについて、パットナムは形態の重要性を指摘している。上司と部下の関係にみられる垂直的なネットワークよりも、対等な立場での水平的ネットワークのほうが効果的だとしている。

COLUMN

保健師の役割と地域づくり支援

保健師は長年、地域の特徴を把握しながら地域での看護活動を展開してきた。地区踏査を通して地域の実情および住民のニーズを把握し、地域住民の生活を整えるための地域づくりの参加への支援を継続的に行う。

実際に王らは、地域住民通い場づくり「花畑プロジェクト」という住民組織を結成して活動を支援し、グループ活動が成熟するにつれ住民の自発的な活動への転換を実践している[9]。詳しくは第7章にて紹介する。

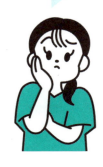

地域のつながりってケアに大切なんだ。私にできることあるかな?

Ⅳ 地域包括ケアシステムの構造と構成要素

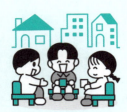

1 地域包括ケアシステムの構造

❶ 5つの構成要素

地域包括ケアシステムは5つの構成要素から成り立っており、以下のように分けられる（図2-5）。

1 医療と看護 ┐
2 介護とリハビリテーション ├ 専門職によるサービス提供
3 保健・福祉 ┘
4 介護予防と生活支援 ┐ 上記3つが十分に機能を
5 住まいと住まい方 ┘ 発揮するための基本

　人々の「住まい」を中心に多職種多機関が連携し、「生活支援」「介護予防」「介護」「医療」支援の一体化を目指している（図2-6）[7]。

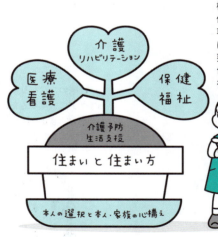

地域包括ケアシステムの構造を植木鉢に例えている。安定した住まいと生活支援があってこそ、専門的なケアサービスが効果的に機能することを示す。全ての要素が互いに連携し、高齢者の包括的なケアを実現するしくみを表現している。

図2-5　地域包括ケアシステムのとらえ方

三菱UFJリサーチ＆コンサルティング株式会社ホームページ：地域包括ケアシステムと地域マネジメント（地域包括ケアシステム構築に向けた制度及びサービスのあり方に関する研究事業），https://www.murc.jp/uploads/2016/05/koukai_160518_c1.pdf（最終アクセス日：2024/9/11）を参考に作成．

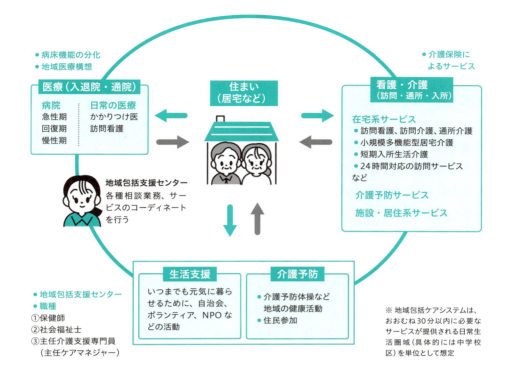

図 2-6　地域包括ケアシステムの概要

厚生労働省：地域包括ケアシステム　https://www.mhlw.go.jp/stf/seisakunitsuite/bunya/hukushi_kaigo/kaigo_koureisha/chiiki-houkatsu/index.html（最終アクセス日：2024/8/13）を参考に作成．

①住まい

「住まい」は地域包括ケアシステムの中心的な要素である。生活の基盤となるため、その重要性は高い。高齢者が住むところに困った場合、高齢者住宅の提供や地域の空き家の活用などの対策がある。

地域包括ケアシステムにおける「住まい」とは、自宅や各種サービス付き高齢者用住宅、各種介護施設を指す。つまり、高齢者が人生の最期まで生活する場所のことである。

②生活支援

高齢者の日常生活の支援は家族が中心となるが、ボランティア、NPO法人も担っている。具体的には安否確認、見守り、配食、買い物支援、サロンの開催と運営などのサービスを提供している。

担い手として、行政のほかに地域住民も参加と協力を呼びかけている。地域住民が積極的に生活支援を取り組んでいることが安心安全な地域づくりの一助になると考える。

③介護予防

健康状態を維持していくには医療などのほかに、生きがいや役割をもって社会参加・地域交流するなど生活の質（QOL）を高めることを目指す必要がある。また、社会参加の機会の提供、外出の支援などの自立支援が介護予防につながる。

具体的には、高齢者の関心に応じて通える範囲に「通いの場」を設置するなど、高齢者が社会参加できるようにする。また、閉じこもりがちの高齢者に社会参加を促すことで、高齢者の要介護状態になるリスクを軽減することにつながる。

④介護

地域包括ケアシステムの介護は、2つのサービスに分かれている。

1. 在宅系サービス：訪問看護、訪問介護など在宅療養生活を支援するためのサービスである。
2. 施設・居住系サービス：老人保健施設や特別養護老人ホーム、介護療養型医療施設、小規模多機能型居宅介護など地域密着型サービスがある。

⑤医療

日常的な医療は、主にかかりつけ医が担っている。また、急性期、回復期、慢性期など健康状況に応じて、医療施設で治療を受ける。

2 地域包括ケアシステム構築における住民参加の重要性

前述したとおり、地域の実情を反映できる地域包括ケアシステムの構築には、国のサービスや行政、専門職だけでなく、地域にある資源やもっている力の活用、住む人々の意見や望みの表出など、住民の参加も重要である。

3 自治体の役割と地域特性に基づくシステム構築

自治体は常に地域の声を汲み取り、地域の実情を反映しながら継続可能な包括的な支援を展開できるシステムを構築することが求められている。そのため、都道府県や市町村が自主性と主体性を基盤に、地域の特性と住民のニーズを常に吟味しながら支援体制をつくり上げることが必要である。

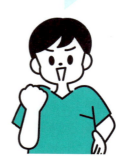

自治体と住民が協力して、地域の特性に合った支援を！

2 「自助・互助・共助・公助」の考え方

地域包括ケアシステムを効果的に機能させるには、「自助」「互助」「共助」「公助」の４つの力（図2-7）が必要である[10]。これら４つの「助」は連携して、様々な生活課題を解決する取り組みである。

❶「自助・互助・共助・公助」からみた地域包括ケアシステム

①「自助」と「セルフケア」

a. 日常生活における自助

私たちは日常的に、運動や食事のバランスなど、健康に気をつけている。地域包括ケアシステムにおける「自助」とは、健康維持・増進のために自分で行うケア（セルフケア）を指す。

b. 自助の重要性

高齢者の尊厳を保ちつつ、自発的に健康課題に対応する力をもつことは重要である。これは介護と医療資源の合理的な利用、また人々の生活の質（QOL）を高めることにつながる。そのため、「自助」は地域包括ケアシステムの基盤として推進されている。

c. 自助の要素

「自助」は、「自分のことを自分でする」「自らの健康管理（セルフケア）」「市場サービスの購入」の３つの要素から成り立つとされている[10]。

d. セルフケアの定義

看護学者のオレムは自助について以下のように述べている[11]。

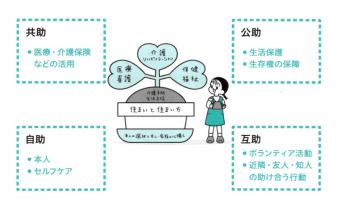

図2-7　「自助・互助・共助・公助」からみた地域包括ケアシステム

三菱UFJリサーチ＆コンサルティング株式会社ホームページ：地域包括ケアシステムと地域マネジメント（地域包括ケアシステム構築に向けた制度及びサービスのあり方に関する研究事業），https://www.murc.jp/uploads/2016/05/koukai_160518_c1.pdf（最終アクセス日：2024/9/11）を参考に作成．

> 自己の生命，統合的機能および安寧に必要な自己の機能を調整するために，自分自身または環境に向けられる行動

つまり、セルフケアとは個人が自分のことを自分で行い、療養環境を整えることも重要なセルフケアであると考えられる。

e. 地域資源の活用

さらに、セルフケアは個人主体の行動だが、健康的な環境を整えるための地域資源の活用も自助に含まれる。病気や障害、高齢者になっても慣れた生活環境で暮らし続けるには、以下の点が重要である。

- 介護予防
- 健康寿命を延ばすこと
- 継続的な予防活動

f. 地域包括ケアシステムにおける自助

地域包括ケアシステムを展開するうえで、以下の資源を適切なタイミングで活用することも自助（セルフケア）の方法であると考えられる。

- 家族・知人、ボランティアの「互助」
- 社会保険制度の「共助」
- 行政の「公助」

②「互助」と「近隣・知人」

a. 互助の定義

「互助」とは、家族や友人・知人どうしで助け合い、生活上の課題を解決していくインフォーマルな社会資源である。これは人々のプライベート上の自由意思による支え合いであり、質の保障や費用に関する規則や制度はない。

b. 互助関係の構築

互助関係を築くには、日頃のコミュニケーションが要になる。たとえば、日本の伝統的な回覧板リレーや自治会活動の参加は、近所や地域住民どうしのコミュニケーションのきっかけとなっている。

c. 都市部での互助の課題

都市部では、地域住民どうしのつながりが比較的希薄である。引っ越しなどで定住率が低いため、互助の自然発生は少ないといえる。しかし、防犯や災害時など、互助には大きな役割を期待できる。そのため、都市部でも互助関係の構築が重要だといえる。

③「共助」と保険制度

a. 共助の定義
「共助」は、医療保険・介護保険サービスなど、制度に基づく相互扶助のしくみである。これは制度にしたがって行う必要がある。

b. 共助の具体例
「共助」の代表的な例として、以下がある。
- 年金制度
- 医療保険制度

これらは被保険者の負担によって成り立ち、必要な場合に利用する制度である。

④「公助」と「行政」

a. 公助の定義
「公助」は、日本国憲法の「**生存権**」を守るため、行政が主導する生活保障制度や社会福祉制度を指す。生活困窮者の支援を目的としている。

b. 公助の具体例
代表的な「公助」は、生活保護支給などの行政サービスである。生活困窮者をはじめ、「自助」、「互助」、「共助」では対応できない問題もある場合が行政による「公助」が実施される。

c. 公助の課題
「公助」の財源は税金であり、虐待防止、人権擁護、生活保護などの取り組みがある。しかし、少子高齢社会が進むなか、国全体の税収も減少する見込みとなり、公助という資源の合理的な運用が課題となっている。

2 「自助・互助・共助・公助」4つの「助」の関係

地域包括ケアシステムでは、「自助・互助・共助・公助」の4つの「助」の関係性を理解することが大切である（図2-8）。

①自助の基盤的役割
「自助」は4つの助けの基盤であり、個人が尊厳を保ち継続的に自分自身の生活を営むことが重要である。

②自助の限界と互助の役割
しかし、加齢や疾病により、個人での努力だけでは限界がある。そこで、「自助」を支援する「互助」関係者（知人やボランティアなど）の活動が役に立つ。

KEYWORD

生存権
憲法第25条第1項は、「すべて国民は、健康で文化的な最低限度の生活を営む権利を有する。」と定め、第2項で、「国は、すべての生活部面について、社会福祉、社会保障および公衆衛生の向上及および増進に努めなければならない。」と定めている。

4つの"助"の関係性を押さえることが重要だよ

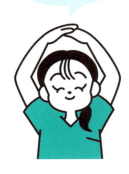

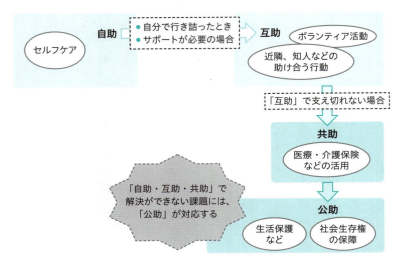

図 2-8　「自助・互助・共助・公助」の関係性

厚生労働省：地域包括ケアシステムの5つの構成要素と「自助・互助・共助・公助」 https://www.mhlw.go.jp/seisakunitsuite/bunya/hukushi_kaigo/kaigo_koureisha/chiiki-houkatsu/dl/link1-3.pdf （最終アクセス日：2024/8/13）を参考に作成.

③共助の役割

そして、病気や障害など、「互助」で支えきれない場合は、医療・福祉などの保険制度である「共助」を活用することができる。

④公助の役割

以下のような場合、「公助」が必要になる。
- 貧困や虐待などインフォーマル的な互助関係で介入しにくい課題
- 生命に危険を及ぼすおそれがある　など

「公助」は、日本国憲法に定められた**社会権**および生存権を保障するものである。「自助・互助・共助」で解決ができない課題の最終対応として機能する。

> **KEYWORD**
> **社会権**
> 日本国憲法は、「社会権」として、「生存権」（第25条）、「教育を受ける権利」（第26条）、「勤労の権利」（第27条）、「労働基本権」（第28条）を定めている。

Ⅴ 困り事における身近な相談機関

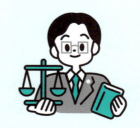

1 地域包括支援センター

❶ 地域包括支援センターの位置づけ

地域包括支援センターは、2005年の介護保険法の改正の際に定められた。地域包括ケアシステムを支える地域の中核機関としての役割を担っている。

❷ 法的根拠

介護保険法第115条46第1項に、地域包括支援センターの目的が明記されている。

> 地域住民の心身の健康の保持及び生活の安定のために必要な援助を行うことにより、その保健医療の向上及び福祉の増進を包括的に支援することを目的とする施設である。

❸ 地域包括支援センターの役割

地域包括ケアシステムを推進するなか、人々が住み慣れていた地域で安心して尊厳あるその人らしい生活を継続し、多様な社会資源を本人が活用できるように、包括的および継続的に支援している。

①地域包括支援センターを利用できる人

地域包括支援センターは、対象地域に住む65歳以上の高齢者を主な利用者としている。ただし、本人だけでなく、家族や民生委員、自治会、近隣住民など、様々な地域住民からの相談も受け付けている。さらに、家族介護者の介護離職防止に関する相談にも対応している。

②相談形態

電話での相談、職員による訪問、センターへの来所など、相談

者が最も利用しやすい形態を選択できる。

③地域包括支援センターに配置されている職種
配置されている職種を表2-5に表す。

④相談内容
地域包括支援センターの事業は、必須事業と任意事業に分かれている。

a. 必須事業
地域包括支援センターの必須事業[12]として以下の2つがある（表2-6）。
- 包括的支援事業
- 介護予防支援事業

b. 任意事業
任意事業として、市町村が委託する地域支援事業は「介護給付等に要する費用の適正化のための事業」、「介護方法の指導や介護者の支援のために必要な事業」、「介護保険事業の運営の安定化や自立支援のために必要な事業」の3つがある（介護保険法 第115

表2-5 地域包括支援センターに配置されている職種

職種	専門性
保健師 地域ケアに経験のある看護師	保健・医療・介護の相談
社会福祉士 社会福祉主事	ソーシャルワーク
主任介護支援専門員 介護支援専門員	ケアマネジメント

表2-6 地域包括支援センターの必須事業

地域包括支援センター		内容
包括的支援	総合相談支援	・高齢者のための医療・介護・福祉の総合相談 ・高齢者が必要な支援と相談者の状況を把握する ・適切なサービスにつなげる
	権利擁護	・権利侵害の予防に働きかける ・虐待防止と対応、詐欺・消費者被害の対応 ・成年後見制度の活用と促進など
	包括的・継続的ケアマネジメント支援	・地域の高齢者が継続的にケアマネジメントを受けられるように、介護支援専門員のサポートを行う ・介護支援専門員のサポート、地域ケア会議の開催など
介護予防支援事業 （介護予防ケアマネジメント）		・介護が必要となる可能性が高い65歳以上の高齢者を対象に、要介護状態になることの予防的支援を行う ・介護予防が必要な対象の心身状況や環境状況を把握し、アセスメントを行ったうえ、介護予防計画の作成 ・本人の意思に基づき、地域の介護予防資源（健康教室など）につなげる

条の45第2項より)。

　地域の高齢者の状況に応じて、権利擁護・介護・福祉・保健医療の利用につなげられるように個別的な支援を行う。相談に費用はかからないが、紹介されたサービスを利用する際には、費用がかかる場合がある。

　地域包括支援センターの総合相談窓口では、地域包括ケアシステムの実現に向けて高齢者の暮らしを支援する。また、地域住民が住み慣れた地域でその人らしい暮らしを継続可能にする支援も行っている。そのために、地域のフォーマル資源・インフォーマル資源や介護保険による公的なサービスなどを本人が活用できるよう包括的・継続的に支えることが重要である。

2 社会福祉協議会（市町村）

　社会福祉協議会は、民間組織として民間の社会福祉活動を推進することを目的としている。1951（昭和26）年に制定された社会福祉事業法（現在の「社会福祉法」）に基づき、すべての市町村、政令指定都市の区、都道府県、に設置されている。

① 対象
地域に住む高齢者、その家族や関係者など。

② 相談形態
電話、訪問、来所など、相談者の状況に合わせて対応する。

③ 市町村社会福祉協議会の構成員
　社会福祉協議会は、地域で暮らす住民、社会福祉や保健、医療、教育等の関連分野の関係者、さらに、地域社会の様々な機関・団体によって構成されている。
- 住民：地区社会福祉協議会、町内会・自治会等組織
- 福祉活動にかかわる住民組織：ボランティア団体、老人クラブ、民生委員・児童委員、NPO組織
- 社会福祉事業及び関連分野の関係者：社会福祉施設、更生保護事業施設等、社会福祉行政機関
- その他地域福祉推進に必要な団体：保健・医療・福祉・教育・労働等関係機関団体、生協・農協・企業・労働組合など

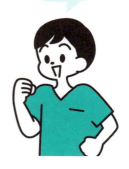

地域の相談窓口、看護師として知っておくべき大切な知識だね

3 民生委員

　民生委員は、厚生労働大臣から委嘱され、地域のボランティアとして活動している地域の相談員である。住民の介護、子育てなど見守り、相談、支援など地域の福祉活動を行っている。

4 医療機関の地域連携相談室

　かかりつけクリニックや病院などの医療機関に設置され、社会福祉士などの専門家により、入退院後の不安や退院後の生活についての相談を行う。また、医師、看護師、リハビリテーション専門家など医療との情報共有を図り、療養に関する支援を行う。

引用文献
1）厚生労働省：地域包括ケアシステム、2005年度介護保険法改正、https://www.mhlw.go.jp/topics/kaigo/gaiyo/k2005_04.html（最終アクセス日：2024/9/11）
2）上林陽治：地域における医療及び介護の総合的な確保を推進するための関係法律の整備等に関する法律（平成26年6月25日法律第83号）、https://www.jstage.jst.go.jp/article/kenkyujyoshiryo/114/1/114_183/_pdf（最終アクセス日：2024/9/11）
3）内閣府：令和5年版高齢社会白書、第1章　高齢化の状況（第1節1）、https://www8.cao.go.jp/kourei/whitepaper/w-2023/html/zenbun/s1_1_1.html（最終アクセス日：2024/9/11）
4）厚生労働省：我が国の人口について、https://www.mhlw.go.jp/stf/newpage_21481.html（最終アクセス日：2024/9/11）
5）厚生労働省医政局地域医療計画課：地域医療構想について、令和元年6月7日、p.9-10、https://www.mhlw.go.jp/content/10800000/000516866.pdf（最終アクセス日：2024/9/11）
6）山口昇著、高橋紘士編：地域包括ケアシステム、オーム社、2012、p.12-37.
7）厚生労働省：地域包括ケアシステム、https://www.mhlw.go.jp/stf/seisakunitsuite/bunya/hukushi_kaigo/kaigo_koureisha/chiiki-houkatsu/index.html（最終アクセス日：2024/9/11）
8）ロバート・パットナム、河田潤一訳：哲学する民主主義；伝統と改革の市民構造、NTT出版、2001、p.206-207.
9）王麗華、他：「花畑プロジェクト」を通した住民組織づくりの検討、大東文化大学看護学ジャーナル、2（1）、62-68、2019.
10）厚生労働省：地域包括ケアシステムの5つの構成要素と「自助・互助・共助・公助」、平成25年3月、https://www.mhlw.go.jp/seisakunitsuite/bunya/hukushi_kaigo/kaigo_koureisha/chiiki-houkatsu/dl/link1-3.pdf（最終アクセス日：2024/9/11）
11）ドロセア E. オレム、小野寺杜紀訳：オレム看護論；看護実践における基本概念、第3版、医学書院、1997、p.73-182.
12）厚生労働省：地域包括支援センターの手引きについて、https://www.mhlw.go.jp/topics/2007/03/tp0313-1.html（最終アクセス日：2024/9/11）

復習シート

第2章
地域包括ケアシステムの構造と展開
―暮らしを支える地域のしくみ

振り返りポイント
「地域共生社会」および「地域包括ケアシステム」について説明できる。

1 「地域共生社会」について説明してみよう。

2 「地域包括ケアシステム」について説明してみよう。

第3章

組織とネットワークにおける連携
―効果的な地域ケア実現への道筋

ある糖尿病患者の例では、患者は月に一度クリニックを訪れ、受付、看護師による検査、医師の診察、管理栄養士の指導を受け、会計後に隣接する薬局で薬を受け取る（図3-1）。このように、1人の患者の治療には延べ6人もの人々がかかわり、異なる施設間の連携も必要とされている。

私たちの仕事において、単独での業務よりも他者との協働が一般的である。その際の「他者」は、同じ組織の同僚の場合もあれば、まったく面識のない相手かもしれない。

現代社会では、複雑化や知識の高度化に伴い、様々な施設や人々とのネットワークを通じた連携が重要になっている。本章では、組織内外での連携とネットワークを通じた協働について解説していく。

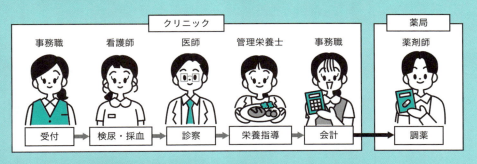

図3-1　ある糖尿病患者の治療過程での連携

予習シート

第3章
組織とネットワークにおける連携
—効果的な地域ケア実現への道筋

ねらい
看護職と連携する職種がわかり、他職種との連携での心構えができる。

予習内容

1 ｜ 看護職と連携する職種を記載してみよう。

2 ｜ 他職種との連携で注意することを記載してみよう。

I 連携の基礎知識

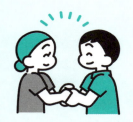

1 連携とは

1 連携の多様性と目的

　連携は、個人間、様々な事業所間、地域の不特定の人たちとの間など、様々な形で展開される。通常、連携は単独では達成困難な目的を達成しようとしたり、複数の人や組織などで実行するほうが時間的に効率的であったり、資源を無駄なく利用できる際に行われる。

　そもそも連携とは何か。連携という言葉はふだん日常用語としても用いられている。野球やサッカーなどの球技では、"連携"プレーと称して選手間の息の合ったプレーが披露されることがある。また、大災害に遭遇した国に対して複数の国が援助に駆けつけ、一つの現場で人命救助にあたるときには"国家間の連携"とよばれることがある。このように、連携という言葉は様々な使われ方をしている。

2 連携の定義

　そこで本章では、連携を「情報交換により異なるメンバー間で生み出される共通の行動」と定義する。この定義において、メンバーの規模や種類は問わない。個人でも事業所でもよい。また、情報交換の手段も問題ではない。例えば、直接対面、書類を通じて、SNS（ソーシャルネットワーキングサービス）を通じて、街頭の掲示板を通じて、といった様々な方法が考えられる。

3 情報交換の重要性と頻度

　むしろ重要なのは、情報交換の頻度である。これは、メンバーの種類や情報交換の手段よりも重要な要素である。なぜなら、情報交換の頻度はメンバー間の関係の緊密さを表しているからである。

　一見すると同じように見える連携でも、情報交換の頻度によっ

て大きく異なる。毎日一度は必ず行われる場合と、多くてもせいぜい月に一度の場合では、連携の様子が大きく変わってくる。

4 連携におけるコミュニケーション

情報交換はコミュニケーションと言い換えられる。そのため、連携を考える際には、メンバー間でどのくらいコミュニケーションが行われているかが非常に重要になる。

Simon（1945）は意思決定の視点から、コミュニケーションを次のように定義している。

> 組織のあるメンバーから別のメンバーに決定の諸前提を伝達するあらゆる過程である

5 組織内コミュニケーションの二方向性

組織におけるコミュニケーションは二方向の過程から構成されている。一つは、情報や命令、助言を決定センターへ伝達する過程である。もう一つは、決定センターから組織のほかの部分へ伝達する過程である。

この二方向の過程を踏まえると、コミュニケーションでは伝達される情報や命令などが交換されていると理解される。

2 連携の目的

前述したように連携をとらえると、私たちの身の回りでは、ごく普通に連携は行われている。連携をより理解しやすくするために、ここでは目的別に見てみよう。

1 連携による協働の実現

人間には個人として、様々な点で限界がある。**バーナード（Barnard, C.I.）**によると、人間は自分の目的を達成しようとするものの、物的・社会的・生物的な限界があるという[1]。

このような様々な限界を克服するために、人間は他人の協力を得て一緒に働くことがある。これが協働である。協働は、特定の制度や、ヒト・モノ・カネ・情報などの様々な資源と結合することで、組織として具体化される。

バーナードによれば、組織が成立するには、共通目的・貢献意欲・コミュニケーションが必要である。このことから、組織にお

KEYWORD

バーナード（Barnard, C.I.）
20世紀中期に活躍したアメリカの経営者・経営学者であり、The Functions of the Execitives（1938）『経営者の役割』が主要な著書である。会社や様々な団体での豊富な経験をもとに、近代組織論の基礎を確立した。

いては連携が行われていることが理解できる。

2 連携による資源の共同利用

　複数のメンバーが、ヒト・モノ・カネといった経営資源を共同で利用することを目的に連携することがある。たとえば、ある機材が単独で購入するには高価すぎる場合や、所有しても使用頻度が低く保管に場所や費用がかかる場合には、複数の主体が連携して共同利用することがある。

　また、事業を行うために必要な資金が単独の主体では負担しきれない場合もある。このようなときは、複数の主体が資金を出し合い、連携して事業を行うことがある。

3 連携による情報共有

　情報は経営資源の一つとして数えられるが、他の資源と異なる特徴をもつ。情報の価値は、それが表現されているメディア（紙媒体、CD・DVDなど）ではなく、その内容（コンテンツ）にある。

　コンテンツとしての情報は作成時にコストがかかるものの、複製には追加的なコストはほとんどかからない。特にデジタルデータは、追加費用がほぼゼロで複製・伝達が可能である[2]。

　情報には、物理的な場所を必要とせずに複数所有できるという、ほかの経営資源にはないユニークな特徴がある。そのため、複数の主体が同時に共有することができる。

　個別の組織や個人がもつ情報を共有するために、連携が行われることがある。先に連携とは「情報交換により異なる主体間で生み出される共通の行動」と定義した。連携することで情報共有が進み、情報共有によってさらに連携が強化されるという正のスパイラルが生み出される。

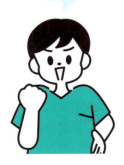

組織内コミュニケーション、双方向が大切！

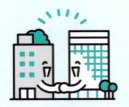

Ⅱ 組織・施設内での連携

1 施設内連携の基本構造

　組織とは、個人では達成困難な特定の目的を達成するための人間集団である。その目的を達成するため、組織を構成するメンバーに対し何らかの仕事（職務）が割り当てられる。
　施設（事業所）内での連携は、小さな人間集団における組織が単位となっている。この場合、後述する部門への分割は必要ない。
　そのため、組織はメンバー同士のつながり、または何らかの人間関係が存在すると同時に、仕事と仕事のつながり、すなわち何らかの分業が存在している。

2 組織内連携と法的規制

組織内における連携について注意すべき点が2つある。

❶ 人間関係と分業関係の一体化
　まず、人間関係と分業関係が一体化していることである。組織内における連携は、人間関係だけでも、分業関係だけでも成立しない。両者が共存して初めて効果的な連携が可能となる。

❷ 各種組織における法的規制
　次に、施設の組織が法律や様々な規則と密接に関連していることである。

①企業の法的枠組み
　たとえば、企業の場合は、会社法によって設置の目的や資本金（開設の際に求められる資金）の金額などが細かく定められている。
　大学の場合は、教育基本法や学校教育法、大学設置基準などにより、設置の目的や学部・学科ごとの教員の人数まで詳細に定められている。

②医療機関の法的規制

　医療機関や訪問看護ステーションも、企業や大学と同様に、様々な法令や基準によって厳密に規定されている。

　病院やクリニックなどの医療機関は、医師法や医療法をはじめとする多くの法令や省令、基準によって管理されている。これらの規定は、医療機関の目的から始まり、従事者の人数、施設の規模、必要な設備に至るまで、細部にわたって定めている。

　同様に、訪問看護ステーションも厳格な規制下にある。健康保険法や介護保険法といった法令で定められた様々な基準に従って、開設・運営されている。

3 担当者間での連携

　施設内の連携で最も日常的なのは、現場での担当者間の連携である。これは、必要な職務を2人以上で行うことを指す。個人間の連携なので、情報交換の方法として、ミーティング、文書の回覧、メールやSNSを活用することが多い。

　担当者間の連携は、大きく二つに分けられる。

❶ 同じ内容の仕事を2人以上で行う

　一人で行うには量が多すぎたり、時間がかかりすぎる場合に有効である。連携して行うことで、一人当たりの負担を減らしたり、短時間で終了させることができる。

❷ 異なる内容の仕事を2人以上で行う

　専門的な知識が必要な場合、それぞれの専門的な知識をもつ個人が連携することで、より安全かつ確実に仕事を進められる。この際、多職種連携が行われることもある。医療現場での一般的な例として、医師の診断と看護師のケアがある。

4 部門間の連携

❶ 小規模施設における連携の特徴

　規模が小さい施設の場合は、前述したように担当者間の調整で大半の連携は進むことが多い。しかし、施設の規模が大きくなる

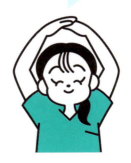

部門を越えた協力で、より良い仕事ができるね

と、仕事の内容が複雑になる。そして、担当者の人数が増えてくることにより、その都度各担当者を調整していると煩雑になり、ミスが多発するようになる。

② 大規模施設における部門編成の必要性

そこで、大規模施設では内部に部門を編成し、調整の範囲を狭めて連携を円滑にする工夫がなされる。部門とは、組織内において一定の基準によって集積された経営資源の集合体を指す。どのような基準を適用して部門を編成するかは、組織の規模や目的によって異なる。

③ 医療機関における部門編成の基準

医療機関では、一般的に仕事の内容の違いや担当者の職種の違いを基準に部門が編成される。医療行為の担当者と、医療行為以外の担当者（たとえば会計や在庫管理などのいわゆる事務）を別部門に振り分けるのは最も一般的な例である。ただし、大学病院などの大きな病院の場合は、必ずしも仕事の内容や資格などではなく、病棟ごとや診療科別で部門を編成することも少なくない。

④ 部門間連携の複雑性と工夫の必要性

このような部門間でも、担当者間と同じように連携することがある。部門間の連携では、担当者間の連携と比較して関係する人間の数も多く、内容も複雑になる。そのため、担当者会議などでも連携は可能だが、より円滑に進めるには担当者間の連携以上の工夫が必要になる。

①部門間調整の担当者を配置する

リエゾン（liaison）とよばれる、各部門間を調整する専門の担当者を決めておき、このリエゾンを中心として連携を進めていく、という方法がある。

②連携担当の部門を編成する

規模が非常に大きい施設や、連携する内容が複雑で高度で様々な知識を必要とする場合に有効である。連携を担当する部門を編成して連携を推進する。たとえば、大規模な多職種連携を推進する際に、それぞれの職種から担当者を選抜して「連携推進室」を設けるなどがこれにあたる。

> **CASE**
>
> ### 病棟のリンクナース、リエゾン（liaison）ナース
>
> 　リンクナースやリエゾンナースは、病棟内や病院全体での連携を円滑にする重要な役割を担う。これらのナースは、各部門間の調整や情報共有を専門に行い、患者ケアの質を向上させる。
>
> #### ▌事例「T大学附属病院の地域医療連携室」
> 　T大学附属病院の地域医療連携室は、地域の医療機関と大学病院を結び付け、相互の連携を推進する役割を果たしている。具体的な機能は以下のとおりである。
> 1 かかりつけ医や総合病院からの患者紹介の取次
> 2 患者の情報共有の促進
> 　この連携室の活動により、以下のメリットが生まれる。
> - 地域の医療機関：患者に高度な医療を受診する機会を提供できる
> - 大学病院：新たな患者の獲得が可能になる
>
> 　このように、地域医療連携室は医療機関間の橋渡しとなり、患者ケアの向上と医療資源の効率的な活用に貢献している。

5 組織内での連携の特徴

1 情報交換が定期的に行われる

　同じ事業所内での連携であるため、情報交換が定期的に行われる。毎朝の引継ぎやカンファレンスなどでは、一日に一度ということもしばしばある。また、担当者が顔見知りであることが多く、コミュニケーションも取りやすい。連携のための情報交換は直接対面で行われたり、カンファレンスなどの場で行われる。

2 連携のまとめ役が存在する

　組織内での連携では、その連携を統制する主体、すなわち、まとめ役が原則として存在している。個人間での連携の場合、このまとめ役はその個人の上司であることが多い。

　これに対して、部門間の連携の場合は状況が異なる。必ずしも部門に所属する担当者全員がほかの部門の担当者と情報交換しているとは限らない。部門の管理者間で情報交換を行うことで、部門間の連携が可能になることもある。

COLUMN

企業の部門

　企業は医療機関と比べて規模が大きく、内部構造も複雑なため、複数の基準で部門が編成されることがある。たとえば、事業部制組織では、製品やサービスごと、あるいは事業展開地域ごとに部門を編成する。さらに、複数の基準を同時に用いるマトリックス組織という形態もある。

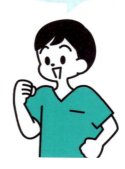

リンクナース・リエゾンナースって、組織の要になるんだね！

III 様々な組織間の連携

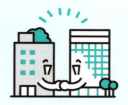

1 異なる施設間による連携

前述した単独の施設内の組織で連携を超えて、複数の施設の組織が連携することがある。これは、単独の組織では問題の解決が困難な場合、複数の組織で取り組むことでより良い結果が得られることがあるためである。

❶ 退院支援における病院と訪問看護ステーションの連携

この連携には、双方にとって以下のようなメリットがある。

①病院側のメリット

急性期から慢性期に状態が変化した患者を長期間入院させることなく在宅に戻すことで、病院の資源を効率的に運用できる。

②訪問看護ステーション側のメリット

新たな利用者を確保することができる。また、それまで病棟で担当していた看護師と情報交換し連携することで、利用者に関する情報を素早く適切に収集することが可能になる。

❷ 訪問看護ステーション間の連携

①訪問看護ステーションの特徴

訪問看護ステーションは、高齢化が進む日本において地域医療を支える重要な施設となっている。これらのステーションには、2つの大きな特徴がある。

a. 規模が小さく、利用できる経営資源に限りがある

一つは、多くの訪問看護ステーションは規模が小さく利用できる経営資源に限りがある。**指定規則**では常勤換算で2.5人以上の看護職が確保されていなければならないが、この最低限の人員を確保するのがやっとという訪問看護ステーションも少なくない。

b. 地域との関係性が非常に強く、事業展開地域が限られている

もう一つは、訪問看護ステーションはステーションの利用者が

> **KEYWORD**
> **指定規則**
> 訪問看護ステーションは、都道府県知事（または政令指定都市・中核市の市長）の指定を受けて運営される。その際に健康保険法や老人保健法、介護保険法に加えて、厚生労働省が定めた「指定訪問看護の事業の人員及び運営に関する基準」に基づいて運営されることが求められる。

居住している地域との関係性が非常に強く、一つの施設が事業を展開する地域が限られていることである。看護職の移動可能な範囲の利用者宅にサービスを提供していることから、地域が限定されているともいえる。

②地域密着型のサービス提供

これらの特徴から、訪問看護ステーションでは個別の訪問看護ステーションの枠を超えて連携することがある。

a. 勉強会の共同開催

その一つが、訪問看護ステーションが連携して開催する勉強会である。勉強会の内容として多いのは訪問看護に関する最新の知識の取得である。このとき外部講師を招いて勉強会を開催したりする場合に、一つの訪問看護ステーションで招聘するよりも、複数の訪問看護ステーションで連携して招くほうが費用と手間を節約できるメリットがある。

b. 地域住民との交流イベントの共同開催

もう一つの例として、地域住民との交流イベントなどの共同開催がある。前述したように、訪問看護ステーションにとって地域住民との密接した関係の構築は欠かせない。しかし、人手や資金、時間の不足などにより、単独で地域住民との関係を深める交流イベントなどを開催するのは困難なことが多い。

そこでいくつかの訪問看護ステーションが連携して、餅つき大会や盆踊りなど地域住民との交流イベントを開催している。これらのイベントにより、地域住民と交流を深められると同時に訪問看護ステーションの宣伝にもつながり、訪問看護ステーション間での情報交換の機会となる。

2 地域包括支援センターを中心とした連携

❶ 地域包括支援センターの位置づけ

地域包括支援センターは、厚生労働省が提唱する地域包括ケアシステムの中核に位置づけられている。地域包括支援センターの目的や事業内容など詳しい説明については、第2章や第5章-4に譲り、ここでは地域包括支援センターを中心とした連携について述べる。

❷ 地域包括ケアシステムの目指すもの

　地域包括ケアシステムは、「包括」という用語が示すように、「医療・看護、介護・リハビリテーション、保健・福祉、介護予防・生活支援が一体的に提供される」ことを目指している[3]。このシステムには、医療機関、行政機関、介護施設、企業など様々な立場の人たちがかかわる。そのため、必然的に連携が求められ、その中心的な役割を果たすのが地域包括支援センターである。

❸ 地域包括支援センターの役割

　地域包括支援センターは、その機関内に様々な職種の人たちが従事しているため、多職種連携が重視されている。同時に、地域の高齢者のケアに関係する各機関から構成されるネットワークのハブ（hub）としての役割も果たしている[4]〜[6]。すなわち、地域住民の健康などに関する情報の集積・整理・伝達において中心的な役割を果たすと同時に、その情報を生かして関連諸機関の連携を促進するという役割も果たしている。

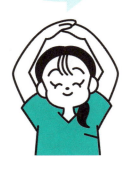

地域住民との交流イベントで、信頼関係を深められるんだね

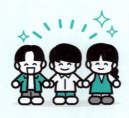

Ⅳ ネットワーク

1 ネットワークの特徴

　ネットワークという用語は非常に一般的であり、インターネットをはじめとして私たちの生活に密接に関係している。ネットワークは、先に見た組織とは異なるユニークな特徴をもっている。ここでは、ネットワークにおける連携の特徴について整理する。

1 範囲の限定性

　組織の場合、連携の範囲はその組織の内部、すなわち、その組織に所属する人たちに限られる。一方、ネットワークの場合、連携の範囲が自分たちの意図した当初の範囲を超えて広がっていくことがある。これは、ネットワークそのものが開放的で成長するからであり、参加者を新たに獲得することで範囲が拡大していく特徴がある[5)、7)]。

2 参加・離脱の自由性

　組織の場合、連携への参加や離脱を自分たちの意思で自由に決定できるとは限らない。自分の意思に反して上司の命令で連携に参加させられたり、逆に外されてしまうこともある。

　これに対してネットワークにおける連携の場合は、より自由に参加や離脱ができる。参加する際に既存メンバーの紹介が必要な場合もあるが、組織と比べて自由度が高い。

3 アイディアの生成の活発化

　ネットワークでは、参加・離脱が自由なため、メンバーの行動もほぼ制限されない。その理由として以下があげられる。
1 無理に制限するとメンバーが自発的に離脱する可能性がある
2 組織と異なり、上司と部下のような階層関係が存在しない
　メンバーの行動に制限がないと、連携の統制がとれないという難点もある。しかし、以下のような利点も存在する。
1 自由な発想で思いがけないアイディアが生まれる可能性がある

2 参加メンバーの負担が非常に軽くなる

④ 情報の偏りのおそれ

組織の場合、連携におけるメンバー間の情報量の差に格段に大きな偏りが生まれることは多くない。これに対してネットワークの場合、異なる状況が生じる。ネットワークには成長や優先的選択という特徴があることから、各メンバーがもつ情報量に極端な偏りが生まれることがある[5,7]。

特に、前述した地域包括支援センターのように、ネットワークの中心的な存在であるハブ(hub)には情報が集約される。その結果、他のメンバーはハブから提供される情報を頼りに連携していくという現象が起こる。

2 地域社会との連携ネットワーク

① 地域社会との連携における特徴

地域住民のような不特定の人たちや、定期的に情報交換をする機会がない人たちを対象に連携する場合、ネットワークを形成していく必要がある。この場合、組織での連携とは異なる注意点がある。

② ネットワーク形成の初期段階

地域社会と連携するためのネットワーク形成は、通常はなかなか進展しない。この際に最初にやるべきことは、ネットワークのハブとなる人や組織を探し出し、その人たちと接触することである。そのためのヒントになるのは、人が集まる場所を調べることである。

③ 自治会の重要性

日本の地域社会では、団地なども含めて多くの場合自治会がある。自治会は、行政機関では対応しきれない地域の問題などに対応することが多い。そのため、その地域に特有の課題や住民の特徴について精通している。もしあれば、自治会の連絡所や自治会館などで関係者に接触することが重要である。

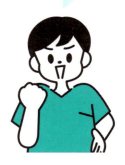

ネットワークの特徴、柔軟性と創造性だね

4 ネットワークの発展と拡大

　不特定多数の人々を結びつけてつくり上げる地域社会との連携ネットワークは、当初は中心となる組織やメンバーがいても、いずれは各メンバーが自発的・自律的に活動するようにしていくことが重要である。同時に、メンバーが自発的に活動するようになれば、ネットワーク自体が自律的に拡大していく。

　このようなネットワークは連携で達成できることは限られているものの、非常に広範囲に広がっていく可能性がある。

3 大東文化大学と鳩山町の連携による「花畑プロジェクト」

1 プロジェクトの概要と目的

　様々な組織と地域住民が連携したネットワークの例として、「花畑プロジェクト」がある。このプロジェクトは、大東文化大学スポーツ・健康科学部看護学科と埼玉県鳩山町が中心になって展開している（図3-2）[8]。2019年に大東文化大学の地域・在宅看護学領域の教員が、鳩山町の地域住民や関係者との交流を契機に、地域の「健康と癒し」を理想とする目的で立ち上げられた。主な活動内容は、ガーデニングを通じて高齢者の交流や花と緑にあふれる街づくりである。詳細は第7章も参照してほしい。

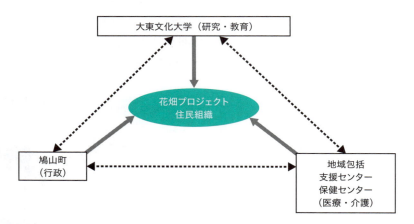

図3-2　花畑プロジェクト開始当初の住民組織と各機関の連携の概念図

王麗華, 他：「花畑プロジェクト」を通した住民組織づくりの検討, 大東文化大学看護学ジャーナル, 2（1）：62-68, 2019. より転載.

2 プロジェクトの立ち上げ段階

立ち上げ当初、大学教員が積極的に関与し、地域住民への参加の呼びかけや説明会の開催を通じて、地域への浸透を図った。活動場所として、鳩山町地域包括ケアセンターの敷地内が選ばれた。この選定には、高齢者どうしが気軽に会える点、虚弱者でもアクセス可能な点、保健医療スタッフが近くにいて安心である点が考慮された。

3 プロジェクトの発展と変化

プロジェクト開始から数年が経過し、活動の様子に大きな変化がみられている。大学、鳩山町、地域包括支援センター・保健センターといった機関の支援・連携は現在でも続いているものの、参加している高齢者が自主・自律的に活動を展開するようになった。すなわち、開始当初のように各機関が積極的に介入し情報交換をしなくても、必要な際には高齢者が自らSNSやメールなどで自発的にコミュニケーションをとるようになっている。

4 ネットワークの成長と自己増殖

参加メンバーの広がりも注目に値する。プロジェクトの立ち上げにかかわっていたメンバーが口コミや紹介などで独自のネットワークを構築し、このネットワークが自己増殖するようにまで成長してきている。こうした変化は、プロジェクトが地域に根づき、持続可能な活動として発展していることを示している。

5 プロジェクトの成功要因

コロナ禍という重大な危機の真っ最中であっても、このプロジェクトが大きく成長できた背景には、いくつかの理由がある。

①地域特性との適合性

たとえば、プロジェクトの目的が地域住民に受け入れやすかったことがあげられる。特に、元々農家を営んでいた高齢者が多い地域性から、ガーデニングに興味をもつ人が多かったことが、活動の浸透を後押しした。

②初期段階での機関連携

さらに重要な要因は、立ち上げ当初に各機関の密接な連携ができたことである。大東文化大学、鳩山町、地域包括支援センター、保健センターという各機関が、このプロジェクトを支援するため

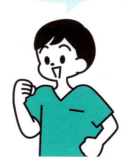

花畑プロジェクトは第7章でも取り上げているよ

に緊密に協力した。ネットワークでの連携は、前述したようにその特徴上、自由である反面、メンバーの離脱によって連携が成立しなくなってしまうことも多い。そのような事態を防ぐためにも、初期段階の連携が重要であった。

③住民の自主性の尊重

　最も注目すべき点は、途中から地域住民、すなわちこのプロジェクトの真の中心的メンバーの自主性に実質的な運営を委ねたことである。自主的に運営することで、参加者は自分たちの活動に対してより強い関心をもつようになった。その結果、積極的にメンバーを募ってネットワークを拡大し、円滑な連携の実現が可能になったのである。

引用文献
1）C.I.バーナード，山本安次郎訳：経営者の役割，ダイヤモンド社，1968．
2）総務省：令和元年版 情報通信白書：進化するデジタル経済とその先にあるSociety 5.0，第2章　Society 5.0が真価を発揮するために何が必要か，p.129-130．
3）厚生労働省：地域包括ケアシステム，https://www.mhlw.go.jp/stf/seisakunitsuite/bunya/hukushi_kaigo/kaigo_koureisha/chiiki-houkatsu/（最終アクセス日：2024/9/11）
4）佐藤太地，他：地域包括支援センターの看護師が行う地区活動の特徴に関する質的記述的研究，日本地域看護学会誌，26（3）：21-30，2023．
5）アルバート＝ラズロ・バラバシ著，青木薫訳：新ネットワーク思考；世界の仕組みを読み解く，NHK出版，2002．
6）ウオウター・デノーイ，他著，安田雪訳：Pajekを活用した社会ネットワーク分析，東京電機大学出版局，2009．
7）Albert-László Barabási著，池田裕一，他監訳，京都大学ネットワーク社会研究会訳：ネットワーク科学；ひと・もの・ことの関係性をデータから解き明かす新しいアプローチ，共立出版，2019．
8）王麗華，他：「花畑プロジェクト」を通した住民組織づくりの検討，大東文化大学看護学ジャーナル，2（1），62-68，2019．

復習シート

第3章
組織とネットワークにおける連携
―効果的な地域ケア実現への道筋

振り返りポイント
「連携」と「ネットワーク」を用いて「組織」について説明できる。

1 看護師として地域住民と連携する際に注意すべきことを記載してみよう。

2 看護師として地域住民と交流し、ネットワークをつくるとしたら、どのようなことをテーマにしたいだろうか？記載してみよう。

第4章-1

地域包括ケアの対象と実践
1. 高齢者支援の基盤と展開

本章では、地域包括ケアにおける高齢者の支援について理解を深めるため、まず地域における高齢者を取り巻く状況を説明する。次に、地域で暮らす高齢者の特徴を、健康に暮らしている高齢者と医療的な支援が必要な高齢者の視点から説明する。さらに、高齢者支援に関連する法制度および場について解説する。これらの観点から、地域で暮らす高齢者の実態と支援のしくみを理解していく。

予習シート

第4章
地域包括ケアの対象と実践
1.高齢者支援の基盤と展開

ねらい
高齢者の状態に応じて適切な支援を考えることができる。

予習内容

1 生活が自立している高齢者にとって必要な支援を記述してみよう。

2 虚弱な高齢者にとって必要な支援を記述してみよう。

3 認知症高齢者にとって必要な支援を記述してみよう。

4 寝たきり状態の高齢者にとって必要な支援を記述してみよう。

I 高齢化と地域差

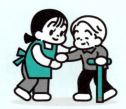

1 日本の人口構造と高齢化の現状

　前章で述べたが、わが国の総人口は、1億2435万人となった（2023［令和5］年10月1日現在）。65歳以上人口は3623万人で、総人口に占める割合（高齢化率）は29.1％に達している[1]。

2 高齢化の地域差とサービス提供の課題

　高齢化は全国一律に起きているわけではなく、地域差が大きい。2022年現在、65歳以上人口割合（高齢化率）が最も高いのは秋田県で39.0％、最も低いのは東京都で22.8％である[2]。この差は保健・医療・福祉のニーズにも影響することが考えられる。そのため、地域の実情に合わせたサービスを提供することが望ましいとされている。

> **COLUMN**
>
> **変わりつつある高齢者の定義**
>
> 　何歳からを高齢者とよぶかは、時代や地域によって異なる。WHOでは65歳以上を高齢者としている。日本においても暦年齢65歳以上を高齢者としているが、医学的・生物学的に明確な根拠はなく、現状に合わない状況が生じている。
>
> 　特に65〜74歳の多くは、活発な社会活動が可能であることや、各種意識調査では従来の65歳以上を高齢者とすることへの否定的意見が増えている。これらを踏まえ、75歳以上を高齢者の新たな定義とする提案がなされている[3]。

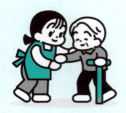

Ⅱ 高齢者とその特徴

1 地域高齢者の健康格差と自立度

　地域で暮らす高齢者の健康状態には個別性が大きいと予測できる。2024年2月現在、65歳以上で要介護または要支援の認定を受けた人は、707.1万人である[4]。これは65歳以上人口全体の19.5％で、65歳以上のおおよそ2割にあたる。言い換えれば、65歳以上の8割は自立して生活している。

　地域における高齢者の支援においては、健康レベル別にとらえる視点と、今後の状況を的確に判断することが必要となる。

2 健康に暮らしている高齢者

1 正常老化と機能低下

　人は年をとると体を守る機能が弱くなる。これは病気ではなく、生理的な現象で「正常老化」という。これにより、以下の4つの力が十分に機能しにくくなる。

1. 防衛力の低下 – 異物を排除する力
2. 予備力の低下 – 負荷を吸収できる余剰の力
3. 適応が遅れる – 外界の変化に対応する力
4. 回復が遅れる – 本来の姿に戻ろうとする力

2 フレイルの進行と特徴

　このような機能低下は、何もしなければプレフレイル（前虚弱）という虚弱の前段階から**フレイル**（虚弱）を経て要介護状態に至ることが多くなる。

> 健康⇒プレフレイル⇒フレイル⇒要介護状態

　フレイルには3つの側面がある。

KEYWORD

フレイル
語源はFrailtyであり、日本語では虚弱や脆弱と訳される。病気までいかないが加齢により心身の機能が低下し、介護が必要になりそうな状態、健康と要介護の中間を表す語である。
簡易評価では、体重減少、歩行速度、運動習慣、記憶、疲労感の項目からチェックできる[5]。

1 身体的側面：低栄養、筋力低下、体力低下、摂食・嚥下機能低下など
2 精神的側面：認知機能低下、抑うつなど
3 社会的側面：閉じこもり、社会とのつながりの希薄化

これらは相互に連鎖する。ただし、フレイルは「可逆性」がある。予防に取り組むことで進行を緩やかにし、健康な状態に戻すことができる[6]。

③ 介護予防の重要性と課題

健康からプレフレイルへ移行していく負の流れを未然に防ぐことが非常に重要である。まずは高齢者自身が状態の変化に気づくことが大切である。また、若い世代から介護予防に取り組むための啓発も重要である。

ただし、高齢者自身が、「まだまだ元気だ、問題はない」と自分自身を評価していたり、家族も変化に気づいていないことがある。これにより、早期対応が遅れてしまうことがある。

④ 介護予防・日常生活支援総合事業と地域づくりの視点

2005年に介護保険法が改正され、「介護予防・日常生活支援総合事業」が創設された。この事業は、高齢者が要介護状態にならないように総合的に支援するものである。市区町村においては、地域の実情に応じた介護予防サービスの提供体制が整備されている。

しかし、こうした事業は基本的に本人・家族が出向いて自主的に利用するものであり、援助者からみて、介護予防につなげたい対象が見過ごされる可能性も考えられる。

日ごろから住民と身近にかかわっている関連機関や関係者が情報を共有し、支援が必要な人とつながり、働きかけることができる地域づくりが求められる。

3 医療的な支援が必要な高齢者

① 高齢者の疾患の特徴

高齢者には以下のような疾患の特徴がみられる[7]。
- 複数の疾患を併せもつ
- 多剤併用による有害事象（**ポリファーマシー**）の懸念
- 症状・症候の個人差が大きく、非定型的に出現することがある

KEYWORD

ポリファーマシー
ポリファーマシーは、単に服用する薬剤数が多いことではない。それに関連して、薬物有害事象のリスク増加、服薬過誤、服薬アドヒアランス低下等の問題につながる状態を指す。薬物有害事象は薬剤数にほぼ比例して増加する。6種類以上の薬剤服用が、特に薬物有害事象の発生増加に関連するというデータもある[8]。

- 些細なきっかけで重症化する可能性がある
- 長期療養による合併症や認知症発症の懸念

2 医療的支援が必要な高齢者へのアプローチ

医療的支援が必要な高齢者に対しては、次の点が重要である。
- 現在の病期や段階を見極める
- 必要なサービスを検討する
- 今後起こりうる事態に備え、優先事項に対応する

図4-1-1は、高齢者の慢性疾患の軌跡を3グループに分類し、死に至るまでの特徴的な経過を示している。それぞれの軌跡を理解することで、急激な変化の予測や、急変への備え、緩やかな経過への対応の参考になる。

COLUMN

医療におけるケア移行　看護は「橋渡し役！」

　ケア移行とは、患者が医療サービスを受ける医療機関や療養の場を移行し、ケア提供者が変わることをいう[9]。療養中は通院、入院、退院、在宅、施設など様々な場所を利用するため、ケア移行時には医療機関と地域との分断を防ぐ多職種連携が求められる。

　特に看護職は、日ごろのケアを通して、患者・利用者(対象者)の疾患状況や暮らし方の意向を把握している。そのため、多職種へ情報をつなぐ「橋渡し役」としての役割が求められる。

COLUMN

リロケーションダメージ

　リロケーションとは、転勤や転居を意味し、それまで暮らしてきた場所や環境から離れ、新たな環境で生活することによって引き起こされる身体的・精神的・社会的なダメージを指す[10]。

　高齢者の場合、環境の変化により不安や混乱が生じ、健康状態に影響を与えたり疾患を誘発したりすることがある。リロケーションが避けられない場合でも、高齢者が望む暮らし(空間)を意識したケア支援が重要となる。

A：悪性腫瘍の典型例
かなりの期間機能は保たれていて、最後の2か月くらいで急速に機能が低下し、死に至る。

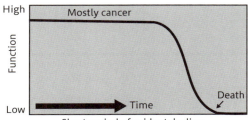

B：臓器不全による例
急性増悪を繰り返しながら、徐々に機能が低下し、最後は比較的急な経過をたどる。

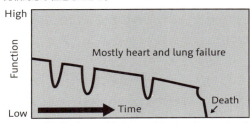

C：虚弱や認知症等の例
機能が低下した状態が長く続き、ゆっくりと徐々にさらに機能が低下する。

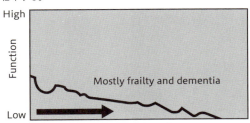

図 4-1-1　高齢者における慢性疾患の3つの軌跡

Lynn J、et al: Living well at the end of life: Adapting Health Care to Serious Chronic Illness in Old Age、WHITE PAPER、RAND、2003．より引用．

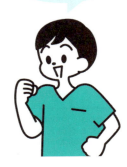

フレイルって、予防できる老化なんだね

第4章　地域包括ケアの対象と実践

III 関係法規と制度の特徴

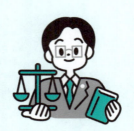

1 日本の社会保障制度の基本理念

日本の社会保障制度は、日本国憲法第25条に基づいている。この条文では、「すべての国民は健康で文化的な最低限度の生活を営む権利を有する」と定められている。これに基づき、社会保障制度は国民の生活困窮の原因となる病気やけが、失業、老齢などに対して、生活の安定が図れるようにセーフティネットとしての役割を果たしている（表4-1-1）。ここでは、高齢期における療養を支える法制度のうち、主に社会保険制度について解説する。

2 医療保険制度の概要

日本の医療保険制度は、国民皆保険制度によって支えられてい

表4-1-1 社会保険の種類

保険種別	制度の内容	利用できる人	保険料を納める人（被保険者）	保険料を徴収し給付を行う（保険者）
医療保険	病気やけがをした場合に、誰もが安心して医療にかかることができる保険制度	すべての人	全国民皆保険制度	各保険運用団体
介護保険	加齢に伴い要介護状態になった者を<u>社会全体で支える</u>保険制度	要支援／要介護認定を受けた人	第1号 65歳以上	市町村
		特定疾病[*1]をもち、要介護認定を受けた人	第2号 40歳以上65歳未満	
年金保険	老齢・障害・死亡などに伴う所得の減少を補塡し、所得面から保障する保険制度	65歳以上の人[*2]	20歳以上60歳未満	年金事務所
雇用保険			労働者	保険料は事業者と労働者が負担する
労災保険	業務上や通勤途上のけがや病気に対する治療費や休業中の賃金の保障	正規、非正規、日雇い、アルバイト、パートなどの雇用形態にかかわらず、賃金を受け取る労働者	労働者	保険料は事業者が全額負担

[*1]：加齢に伴う16の疾病〈①がん末期、②関節リウマチ、③筋萎縮性側索硬化症、④後縦靱帯骨化症、⑤骨折を伴う骨粗鬆症、⑥初老期における認知症、⑦進行性核上性麻痺、⑧脊髄小脳変性症、⑨脊柱管狭窄症、⑩早老症、⑪多系統萎縮症、⑫糖尿病性神経障害、糖尿病性腎症および糖尿病性網膜症、⑬脳血管疾患、⑭閉塞性動脈硬化症、⑮慢性閉塞性肺疾患、⑯両側の膝関節または股関節に著しい変形を伴う変形性関節症〉
[*2]：老齢基礎年金の繰り上げ支給、老齢厚生年金の特別支給など、60歳から可能なものもある

る。これにより、すべての国民が何らかの医療保険に加入している。被保険者（加入者）は、所得に応じた保険料を納めることで、けがや病気の際に医療サービスの給付を受けることができる。

1 医療保険の種類と対象

医療保険制度は、被用者保険と国民健康保険、後期高齢者医療制度に大別される（表4-1-2）。2021（令和3）年度現在、加入者全体の62％が被用者保険、22％が国民健康保険、15％が後期高齢者医療制度に加入している[11]。

①被用者保険（職域保険）

企業などの会社の被雇用者（被保険者）が加入する保険であり、職域保険ともいう。

②国民健康保険（地域保険）

他の医療保険に加入していない住民は、居住地の国民健康保険に加入する。地域保険ともいう。

③後期高齢者医療制度

75歳以上の人および65～74歳で一定の障害のある人が加入する公的医療保険制度である。

2 医療費の自己負担割合

病院での支払いは、自己負担分の金額を支払う。残りは保険者から給付される（現物給付）。自己負担割合は基本3割であるが、年齢や所得に応じて異なる（図4-1-2）。

表4-1-2　医療保険の種類と対象

種別		対象
被用者保険（職域保険）	健康保険	サラリーマンとその家族
	船員保険	船員とその家族
	共済保険	国家公務員・地方公務員・私立学校教職員とその家族
国民健康保険（地域保険）		他の医療保険に加入していない一般住民
後期高齢者医療制度		75歳以上の者 65～74歳で、一定の障害のある者

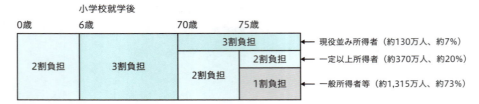

図 4-1-2　医療費の自己負担割合

厚生労働省：全世代対応型の社会保障制度を構築するための健康保険法等の一部を改正する法律について，参考資料「2・3割負担の対象者数（都道府県別）」，2021　https://www.mhlw.go.jp/content/12400000/000846335.pdf（最終アクセス日：2024/8/13）より作成．

> **COLUMN**
>
> ### 後期高齢者医療制度（長寿医療制度）と健康寿命
>
> 　2008年、75歳以上の高齢者を対象とした独立した医療制度として、後期高齢者医療制度が施行された（高齢者医療確保法）。この背景には、老年人口の急激な増加がある。
>
> 　この財源は75歳以上後期高齢者からの保険料（1割、年金からの天引き）、現役世代の支援金（4割）、公費（5割）で賄われ、高齢者医療を社会全体で支えるしくみになっている。
>
> 　2021（令和3）年度の国民全体の医療費45兆359億円のうち、75歳以上の医療費が3割を超える状況となっている[12]。高齢化の進行に伴い、この割合は今後さらに上昇すると予想される。そのため、健康寿命の延伸が重要な課題となっており、地域における包括的な取り組みの必要性がますます高まっている。

3　介護保険制度

　介護保険制度は、2000年4月に社会保険方式で開始された。この制度は、高齢者の介護を社会全体で支え合うしくみとして機能している。

　この制度の財源は、40歳以上の被保険者から徴収する介護保険料が50％、公費が50％で構成されている。運用は市町村が保険者として担っており、そのため保険料は市町村ごとに異なる。

① 要介護認定

　介護サービスを受けるには、まず市町村（および特別区）に要支援・要介護認定の申請をする必要がある（図4-1-3）。この申請は、

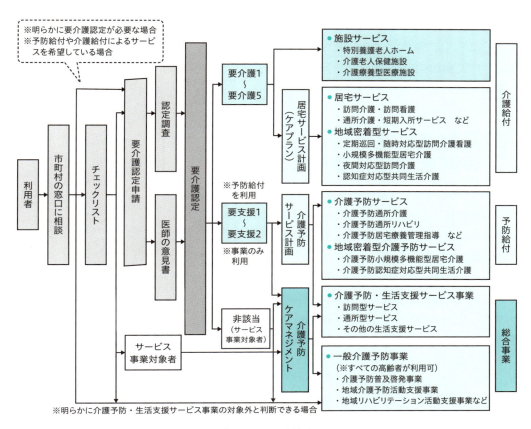

図 4-1-3　要介護認定の流れとサービス利用の手続き

厚生労働省ホームページ：公的介護保険制度の現状と今後の役割，https://www.mhlw.go.jp/file/06-Seisakujouhou-12300000-Roukenkyoku/0000213177.pdf（最終アクセス日：2024/10/1）

本人・家族のほかに居宅介護事業者、地域包括支援センターが代行することもできる。

2 認定区分

認定区分は大きく2つに分かれる。
- 要支援1・2の認定を受けた人：予防給付
- 要介護1～5の認定を受けた人：介護給付

　要支援1・2と認定された人は、介護保険による介護予防サービスを利用できる。
　一方、予防給付を利用しない人、要介護認定の非該当者、そして基本チェックリストにより要支援状態になるおそれがあると判断された人は、介護予防・生活支援サービス事業や一般介護予防事業（総称して総合事業）を利用できる。

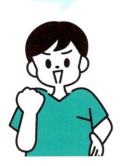

要介護認定、サービス利用の入口なんだ！

介護保険制度のサービスは、大きく2つに分類される。一つは全国一律の内容で給付される介護給付と予防給付、もう一つは各市町村によって内容が異なる介護予防・日常生活支援総合事業（総合事業）である。

4 高齢者における保健医療福祉サービス

図4-1-4は、高齢者の健康度（自立度）と保健・予防、医療サービスの概念モデルを示している。左側には高齢者の自立度の程度が示されており、自立度が低下し要介護度が高くなるにつれて、医療保険や介護保険の対応が多くなる。一方、健康度（自立度）が高い人は、保健・予防サービスや介護予防事業の対象となる。

人生100年時代を見据え、健康寿命を延ばすためには、高齢者の予防・健康づくりを多面的かつ総合的に支援することが重要である。さらに、効果的・効率的な事業対策がますます求められている。

5 主な高齢者支援における場

ここでは、利用者の視点から地域における主な高齢者支援の場として、通いの場・介護予防の場（サロン、介護予防講座・教室）、

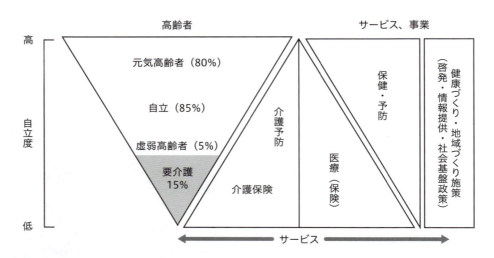

図4-1-4　高齢者の健康度（自立度）と保健・予防、医療サービスの概念モデル

大内尉義, 秋山弘子編：新老年学, 第3版, 東京大学出版会, 2010, p.1843. より一部改変.

通い出向いて利用する場、泊まり（短期入所）で利用する場、施設（グループホーム）などがある（表4-1-3）。

　高齢者が自宅以外の場所で生活する際には、本人の自立度や介護の程度、認知症の有無、経済状況、本人の意向などを考慮する必要がある（図4-1-5）。医療機関であればソーシャルワーカー、地域であれば担当ケアマネジャーが中心となり、相談に応じる。

表4-1-3　地域における主な高齢者支援の場

場	サービスの種類	内容	利用できる人
通いの場／介護予防の場	通いの場 集いの場 サロン	・地域の住民どうしが気軽に集まり、一緒に活動内容を企画し、ふれあいを通して生きがいづくりや仲間づくりの輪を広げ、地域の介護予防の拠点となる場所である ・一般介護予防事業など、地域により名称は様々である。公民館や公園だけではなく、農園、学校、店舗の空きスペースなどを活用し、体操や運動をはじめ料理教室や囲碁将棋といった趣味活動、園芸体験、スマホ教室、認知症予防教室などの多様な取り組みが行われている[*1]	地域住民、参加したい人全員
	認知症カフェ オレンジカフェ	・認知症の人やその家族、地域住民、介護や福祉の専門職など誰でも気軽に集える場所である ・認知症の人だけではなく、誰でも訪れることができるところが特徴であり、喫茶店やカフェのようにどのように過ごすのも自由である	認知症の人やその家族、地域住民、参加したい人全員
通い出向いて利用する場	通所介護 （デイサービス）	・通所介護事業所（デイサービスセンター）において、入浴・食事などの日常生活上のケアやレクリエーションを行う ・自宅にこもりきりの利用者の孤立感の解消や認知症予防、介護の負担軽減などの目的もある	要支援・要介護認定を受けている人[*2]
	通所リハビリテーション （デイケア）	・通所リハビリテーションの施設（老人保健施設、病院、診療所など）に通い、日常生活機能向上のための機能訓練など、利用者の状態に応じてリハビリテーションを行う	要支援・要介護認定を受けている人
泊まりで利用する場	短期入所生活介護 （ショートステイ）	・介護老人福祉施設（特別養護老人ホーム）などにおいて短期間入所し、入浴や食事などの日常生活支援や機能訓練を受ける ・家族の介護負担の軽減目的（レスパイト）としても利用される ・連続利用日数は30日までである	要支援・要介護認定を受けている人
	短期入所療養介護	・医療機関、介護老人福祉施設、介護療養院などに短期間入所し、看護・医学的管理のもとで、介護、機能訓練、日常生活上の世話を受ける ・連続利用日数は30日までである	要支援・要介護認定を受けている人
施設で生活する場	介護老人福祉施設 （特別養護老人ホーム）	・要介護高齢者のための施設 ・入浴、排泄、食事などの介護、その他日常生活の世話、機能訓練、健康管理および療養上の世話を受ける施設	要介護3〜5の人
	介護老人保健施設 （老健）	・要介護高齢者にリハビリテーションや日常生活の介護を提供し、心身の機能の維持回復を図り、在宅復帰を目指す施設	要介護1〜5の人

[*1]：厚生労働省は、先進的な取り組みを参考にできるように「誰が（運営）」「どこで（場所）」「なにを（活動）」の3つの視点から通いの場の類型化を行い紹介している。厚生労働省：通いの場の類型化について（Ver.1.0），2021（令和3）年8月　https://www.mhlw.go.jp/content/000814300.pdf（最終アクセス日：2024/8/13）
[*2]：総合事業対象者は一部地域で利用可

（次ページへ続く）

表4-1-3 地域における主な高齢者支援の場（続き）

場	サービスの種類	内容	利用できる人
地域密着型サービス	グループホーム（認知症対応型共同生活介護）	・認知症のある高齢者が5～9人までの小人数で共同生活を行う ・家庭的な環境と地域住民との交流のもとで、日常生活上の支援や機能訓練などのサービスを受ける	認知症がある要支援2、要介護1～5の人[*3]
	小規模多機能型居宅介護	・在宅療養を支えるために、1つの施設で「通い」を中心として、短期間の「宿泊」や利用者宅への「訪問」を組み合わせて利用できる	要支援・要介護認定を受けている人[*3]
	看護小規模多機能型居宅介護（複合型サービス）	・小規模多機能型居宅介護の内容に加えて、看護師などによる「訪問（看護）」も組み合わせることで、医療処置も受けることができる	要支援・要介護認定を受けている人[*3]
民間	サービス付き高齢者向け住宅（サ高住）	・高齢者単身・夫婦世帯が居住できる賃貸などの住まいである ・バリアフリーであることや、高齢者にふさわしいハード（規模・設備）の基準を満たし、見守りサービス、生活相談サービスが提供される ・入居者は、外部の介護保険サービスを利用することも可能である[*4]	おおむね60歳以上の高齢者。自立・要支援・要介護の人
社会福祉法人、自治体、民間など	ケアハウス	・軽費老人ホームC型ともよばれ、身寄りがなく1人暮らしであるなどの事情により自宅での生活が不安な人が利用できる ・自立型と介護型があり、有料老人ホームに比べて比較的低料金で利用することができる	おおむね60歳以上の人

[*3]：原則として、事業所のある市区町村の住民のみが利用可能
[*4]：サービス付き高齢者向け住宅情報提供システム：サービス付き高齢者向け住宅の最新動向（2024年1月） https://www.satsuki-jutaku.jp/journal/article/p=2549（最終アクセス日：2024/8/13）

健康度、要介護度	健康	フレイル	要支援1	要支援2～要介護1	要介護2	要介護3	要介護4	要介護5
認知症の程度	予防	疑い～Ⅰ		Ⅰ～Ⅱ		Ⅲ～Ⅳ		Ⅴ
支援の程度／介護の程度	予防	悪化予防	見守り	時々介護が必要	介護が必要	常に介護が必要		専門医療

介護予防	サロン、通いの場、介護予防講座・教室
生活支援	シルバー人材センター、ボランティア、NPO等、配食サービス、安否通報システム
健康・医療	かかりつけ医 物忘れ外来、認知症外来、認知症疾患医療センター　　　在宅医、訪問診療　　　認知症疾患医療センター
介護保険	介護予防サービス　　　認知症治療病棟 　　通所系サービス（デイサービス、通所リハビリテーション等） 　　訪問系サービス（訪問看護、訪問リハビリテーション、訪問介護、訪問入浴等） 　　短期入所サービス 　　地域密着型サービス（認知症対応型共同生活介護/グループホーム、小規模多機能型居宅介護等） 　　施設サービス
相談窓口 家族支援	地域包括支援センター、社会福祉協議会、自治体相談窓口 民生委員 オレンジカフェ 認知症の人と家族の会 認知症サポーター

図4-1-5 健康度／要介護度レベルおよび認知症の程度と支援例

引用文献

1) 内閣府：令和6年版高齢社会白書，高齢化の現状と将来像，p.2-6, https://www8.cao.go.jp/kourei/whitepaper/w-2024/zenbun/pdf/1s1s_01.pdf（最終アクセス日：2024/10/18）
2) 内閣府：令和6年版高齢社会白書，地域別に見た高齢化，p.12-13, https://www8.cao.go.jp/kourei/whitepaper/w-2024/zenbun/pdf/1s1s_04.pdf（最終アクセス日：2024/10/18）
3) 日本老年学会，日本老年医学会：高齢者に関する定義検討ワーキンググループ報告書，2024, https://www.jpn-geriat-soc.or.jp/info/important_info/pdf/20240614_01_01.pdf（最終アクセス日：2024/9/11）
4) 厚生労働省：介護保険事業状況報告の概要（令和6年2月暫定版），https://www.mhlw.go.jp/topics/kaigo/osirase/jigyo/m24/dl/2402a.pdf（最終アクセス日：2024/9/11）
5) 厚生労働省：健康長寿に向けて必要な取り組みとは？100歳まで元気，そのカギを握るのはフレイル予防だ，広報誌「厚生労働」，2021年11月号.
6) 公益財団法人長寿科学振興財団：フレイル予防・対策：基礎研究から臨床，そして地域へ，令和3年3月, https://www.tyojyu.or.jp/kankoubutsu/gyoseki/pdf/R2_frailty_gyosekishu.pdf（最終アクセス日：2024/9/11）
7) 大内尉義，秋山弘子，折茂肇：新老年学，第3版，東京大学出版会，2010.
8) 厚生労働省：高齢者の医薬品適正使用の指針；総論編，2018年5月, https://www.mhlw.go.jp/content/11121000/kourei-tekisei_web.pdf（最終アクセス日：2024/9/11）
9) 新森加奈子，他：我が国におけるケア移行という概念；病院を退院した患者の診療所外来へのケア移行を中心に，日本プライマリ・ケア連合学会誌，41（1）：18-23, 2018.
10) 赤星成子，他：国内文献にみる高齢者のリロケーションに関する研究の現状と課題；リロケーションの理由とリロケーションダメージに着目して，沖縄県立看護大学紀要 19：47-54, 2018.
11) 厚生労働省保健局調査課：医療保険に関する基礎資料；令和3年度の医療費等の状況，https://www.mhlw.go.jp/content/kiso_r03.pdf（最終アクセス日：2024/9/11）
12) 厚生労働省：令和3（2021）年度 国民医療費の概況，制度区分別国民医療費，令和5年10月24日，p.4, https://www.mhlw.go.jp/toukei/saikin/hw/k-iryohi/21/dl/data.pdf（最終アクセス日：2024/9/11）

復習シート

第4章
地域包括ケアの対象と実践
1. 高齢者支援の基盤と展開

振り返りポイント
高齢者の状態に応じた支援政策について説明できる。

復習内容

1 | 生活が自立している高齢者への健康増進政策を記述してみよう。

2 | 虚弱な高齢者への介護予防に関する制度を記述してみよう。

3 | 認知症高齢者が利用できる社会資源を記述してみよう。

4 | 寝たきり状態の高齢者が利用できる制度を記述してみよう。

第4章-2

地域包括ケアの対象と実践

2. 難病・精神・障害者（児）支援の多様性と課題

本章では、地域包括ケアの対象として、難病、精神疾患、重症心身障害者（児）への支援の実践について解説する。これまで介護予防に重点を置いていた地域包括支援センターは、複合的な課題をもつ療養者や地域住民が支え合う地域共生社会を実現させるために、重層的支援へと視野を広げつつある。高齢者支援とは別に発展してきた難病、精神疾患、重症心身障害者（児）への支援が、重層的支援との一体化に向かっている。

予習シート

第4章
地域包括ケアの対象と実践
2. 難病・精神・障害者（児）支援の多様性と課題

ねらい
難病・精神・重症心身障害者（児）の状態に応じた適切な支援を考えることができる。

予習内容

1 難病の在宅療養者にとって必要な支援を記述してみよう。

2 精神疾患をもつ在宅療養者にとって必要な支援を記述してみよう。

3 重症心身障害者（児）にとって必要な支援を記述してみよう。

I 難病を取り巻く法制度

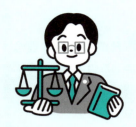

1 難病対策の始まり

1972（昭和47）年、スモン(subacute myelo-optico-neuropathy; SMON）という視神経障害と脊髄炎を合併する障害が社会問題化した。これを機に難病に対する社会的関心が高まり、難病対策要綱が定められた。

2 難病法の成立

2014（平成26)年には「難病の患者に対する医療費等に関する法律（難病法）」が成立し、持続可能な社会保障制度の確立を目指す改革が進められた。

3 難病法の目的と基本理念

1 難病法の目的
難病法の目的は以下のとおりである。
1. 難病患者に対する良質かつ適切な医療の確保
2. 療養生活の質の維持向上
3. 国民保健の向上

2 難病法の基本的な考え方
難病患者に対する医療の基本的な考え方は次のとおりである。
- 難病の克服を目指す
- 患者の社会参加の機会を確保する
- 地域社会で尊厳を保持しつつ、他の人々と共生できるようにする

3 難病法の基本理念

難病法の基本理念では、難病の特性に応じて社会福祉やその他の関連施策と有機的に連携し、総合的に対策を行うことを定めている[1]。

4 難病法に基づく主要施策

この理念に基づき、以下の施策が規定された[2, 3]。
1. 基本方針の策定[4]
2. 新たな公平かつ安定的な医療費助成制度の確立
3. 難病の医療に関する調査と研究の推進
4. 療養生活環境整備事業の実施

5 医療費負担の変更と地域間格差の解消

法制化により、医療費の負担方式が変更された。以前は都道府県・指定都市のみが負担していたが、現在は国が1/2を負担している。これにより、地域間の差が解消されつつある。

6 指定難病の拡大

難病法の成立後、医療費助成の対象となる疾病が徐々に増加した。当初56だった特定疾患から拡大し、2024年時点では341[5, 6]の疾病が指定難病として認定されている。

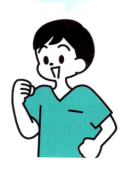

難病法の目的は、医療費負担の軽減と生活の質向上なんだね

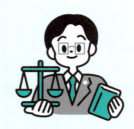

Ⅱ 障害者（児）を取り巻く法制度

1 支援費制度の導入と課題

1 支援費制度の概要

ノーマライゼーションの理念に基づいて2003（平成15）年度に導入された支援費制度は、障害者に対する施策を大きく転換させた。

それまでの障害者（児）の施設入所や在宅福祉サービス利用は行政による措置制度で行われていた。しかし、支援費制度の導入により、障害者（児）自身が支給決定を受ければ、自ら選択した福祉サービス事業者との契約によりサービスを利用できるしくみとなった。

2 支援費制度の課題

しかし、この制度にはいくつかの問題点があった。主な課題として以下があげられる。

- 身体、知的、精神という障害種別ごとの縦割りでのサービス提供が使いづらいしくみであったこと
- 精神障害者が支援費制度の対象外であったこと
- 地域行政の脆弱な財政基盤により、サービス提供体制が不十分であったこと
- 働きたいと考えている障害者に対する就労支援が不十分であったこと
- 全国共通のサービス利用手続きが規定されていなかったこと

これらの問題を解決するため、支援費制度は最終的に障害者自立支援法の成立へとつながっていった。

> **KEYWORD**
>
> **ノーマライゼーション**
> ノーマライゼーション（normalization）とは「標準化」「正常化」という意味で、それまで特別に行われていたものを一般化していく考え方である。厚生労働省は、障害のある人もない人も、互いに支え合い、地域で生き生きと明るく豊かに暮らしていける社会を目指す「ノーマライゼーション」の理念に基づき、障害者の自立と社会参加の促進を図ることをホームページで紹介している。

2 障害者自立支援法

これらの制度上の問題を解決し、障害者が地域で安心して暮ら

せるノーマライゼーション社会の実現を目指して、2005（平成17）年に「障害者自立支援法」が制定された。この法律では、障害種別（身体障害・知的障害・精神障害）にかかわらず、必要なサービスを利用しやすくするために、市町村が責任をもって一元的にサービスを提供するしくみが構築された。

3 障害者総合支援法

　2013（平成25）年に、障害者自立支援法を改正する形で「障害者の日常生活及び社会生活を総合的に支援するための法律（障害者総合支援法）」が施行された[7]。

　この法律に基づく障害者福祉サービスは以下の2つの枠組みで構成されている。

1 自立支援給付

　自立支援給付は、介護や就職支援といったサービス利用者に対して、個別に支給されるもので、以下の5つがある（図4-2-1）。
- 介護給付
- 訓練等給付
- 自立支援医療
- 補装具
- 相談支援

　このうち、介護給付と訓練等給付は障害者福祉サービスとして位置づけられている。自立支援医療については、更生医療と育成医療は市町村管轄の自立支援給付となるが、精神通院医療は都道府県管轄となる[8]。

2 地域生活支援事業

　地域生活支援事業は、利用者の状況に応じて市区村町や都道府県が柔軟に提供するサービスである。この事業は、障害者の有無にかかわらず国民が相互に人格と個性を尊重し安心して暮らすことができる地域社会の実現に寄与することを目的としている。

　地域生活支援事業は、以下の2種類に大別される（表4-2-1, 4-2-2）。
- 必須事業
　　市町村：相談支援、意思疎通支援、日常生活用具給付、移動支援、地域活動支援センター、成年後見制度利用支

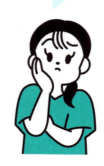

法改正で支援が変わったって聞いたけど、どう変わったんだろう？

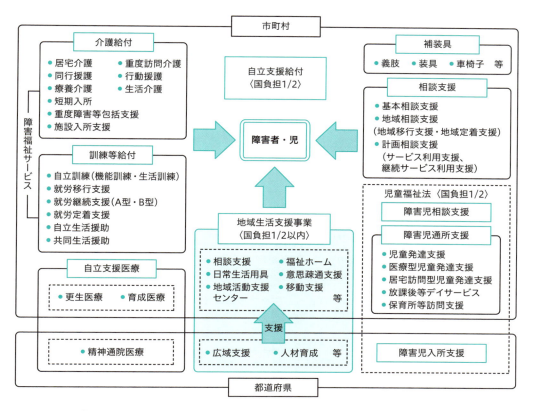

図 4-2-1　障害者総合支援法における給付・事業

一般財団法人厚生労働統計協会：図説 国民衛生の動向 2023/2024、2023．p.111 より転載．

　　　援事業など
　　都道府県：市町村が行う地域生活支援事業の広域的・専門的
　　　　　　　支援、人材育成
● 地域の実情に応じて実施する事業

　これらのサービス体系により、障害者の日常生活と社会生活を総合的に支援することを目指している[9]。

4　障害者総合支援法の改正

　2024（令和6）年に「障害者総合支援法」の一部が改正された。この改正は、障害者等の希望する生活の実現を目指し、地域生活や就労の支援を強化するものである。主な改正点は以下の6つである。

1 障害者等の地域生活支援体制の充実

表4-2-1 （令和5年度予算）地域生活支援事業（市町村事業）

必須事業	1. 理解促進研修・啓発事業
	2. 自発的活動支援事業
	3. 相談支援事業 （1）基幹相談支援センター等機能強化事業、（2）住宅入居等支援事業（居住サポート事業）
	4. 成年後見制度利用支援事業
	5. 成年後見制度法人後見支援事業
	6. 意思疎通支援事業
	7. 日常生活用具給付等事業
	8. 手話奉仕員養成研修事業
	9. 移動支援事業
	10. 地域活動支援センター機能強化事業
任意事業	1. 日常生活支援 （1）福祉ホームの運営、（2）訪問入浴サービス、（3）生活訓練等、（4）日中一時支援、（5）地域移行のための安心生活支援、（6）相談支援事業所等（地域援助事業者）における退院支援体制確保、（7）協議会における地域資源の開発・利用促進等の支援、（8）市町村と地域生活定着支援センターの連携強化事業
	2. 社会参加支援 （1）レクリエーション活動等支援、（2）芸術文化活動進行、（3）点字・声の広報等発行、（4）奉仕員養成研修、（5）複数市町村による意思疎通支援の共同実施促進、（6）家庭・教育・福祉連携推進事業
	3. 就業・就労支援 （1）盲人ホームの運営、（2）知的障害者職親委託

厚生労働省：（令和5年度予算）地域生活支援事業（市町村事業）https://www.mhlw.go.jp/content/001084413.pdf（最終アクセス日：2024/10/18）より作成．

表4-2-2 （令和5年度予算）地域生活支援事業（都道府県事業）

必須事業	1. 専門性の高い相談支援
	2. 専門性の高い意思疎通支援を行う者の養成研修事業
	3. 専門性の高い意志疎通支援を行う者の派遣事業
	4. 意思疎通支援を行う者の派遣に係る市町村相互間の連絡調整事業
	5. 広域的な支援事業
任意事業	1. サービス・相談支援者、指導者育成事業
	2. 日常生活支援
	3. 社会参加支援
	4. 就業・就労支援
	5. 重度障害者に係る市町村特別支援
	6. 障害福祉のしごと魅力発信事業

厚生労働省：（令和5年度予算）地域生活支援事業（市町村事業）https://www.mhlw.go.jp/content/001084413.pdf（最終アクセス日：2024/10/18）より作成．

2 障害者の多様な就労ニーズへの対応と雇用の質向上
3 精神障害者の希望やニーズに応じた支援体制の整備
4 難病患者と小児慢性特定疾病児童等への医療充実と療養生活支援の強化
5 障害福祉サービス等、指定難病、小児慢性特定疾病のデータベース(DB)に関する規定整備
6 その他の改正点：以下の2つがあげられる。

- 市町村障害福祉計画に沿った事業者指定のため、都道府県知事による指定時に市町村長が意見を申し出るしくみを新設
- 介護保険施設を居住地特例対象施設に追加。これにより、介護保険施設等がある市町村への障害者福祉の財政負担集中を防ぎ、地方分権を推進[10]。

5 障害福祉サービスの支給決定

障害者総合支援法における支給決定のしくみは以下のとおりである。

1 障害支援区分の判定
- 障害程度区分を障害支援区分（1〜6）に変更
- 6が最重度

2 判定プロセス
1. 訪問による認定調査の実施
2. コンピューターによる一次判定
3. 審査会での最終判定：審査会は障害保健福祉の学識経験者等で構成

3 市町村による支給決定
以下の要素を総合的に勘案して決定する。
- 障害支援区分の判定結果
- 介護者の状況
- サービス利用に関する本人の意向
- サービス等利用計画案

このしくみにより、個々の状況に応じた適切なサービス支給決定が行われる（図4-2-2）[11]。

6 成年後見制度利用支援事業

成年後見制度利用支援事業は、判断能力が不十分な人々が**成年後見制度**を利用しやすくするための支援策である。

KEYWORD

成年後見制度
認知症、知的障害、精神障害などにより判断能力が不十分な成人の権利と財産を守るための法的支援制度。後見人が本人に代わって財産管理や契約などを行い、本人の意思を尊重しながら生活を支援する。法定後見制度と任意後見制度の2種類があり、家庭裁判所が関与して適切な後見人を選任する。

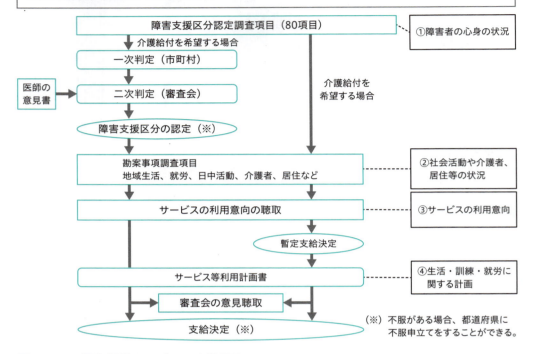

図 4-2-2　障害福祉サービスの支給決定

一般財団法人厚生労働統計協会：国民の福祉と介護の動向 2021/2022，2021，p.121 より転載．

1 目的

判断能力が不十分な成人の財産や権利を保護・支援する。

2 対象者

- 認知症の人
- 知的障害のある人
- 精神障害のある人
- その他判断能力が不十分な成人

3 制度化

2000（平成12）年度に民法などの改正により実施された。

4 市町村の役割

障害者総合支援法に基づく地域生活支援事業の一環として、成年後見制度の利用を支援する。

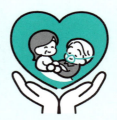

III 難病・精神・重症心身障害者などの特徴的な疾患への対応

1 難病・精神・重症心身障害者への支援

1 地域共生社会の実現に向けて

　障害者や難病患者などが安心して暮らし続けられる地域共生社会の実現を目指している。この社会では、一人ひとりが地域や職場で生きがいと役割をもち、必要な支援を受けながら、その人らしく安心して生活できる環境が整っている。

2 包括的な支援体制の構築

　目標達成のため、以下の取り組みを推進している。
- 施設や病院からの地域移行支援
- 個々の特性に応じた居宅生活支援の充実
- 福祉と雇用の連携強化
- 障害者雇用の質の向上
- 関連分野の調査・研究の強化
- サービス向上のためのデータベース整備

3 法整備による支援体制の強化

　これらの取り組みを実現するため、次の法律が一部改正された。
- 障害総合支援法
- 精神保健福祉法
- 障害者雇用促進法
- 難病法
- 児童福祉法

2 難病患者の在宅療養支援

① 難病患者の特徴と在宅療養
　難病患者、特に慢性期疾患の療養者は、入退院を繰り返すことが多い。しかし、適切な支援によって、医療依存度が高くても在宅での生活が可能である。代表的な疾患として、筋萎縮性側索硬化症（ALS）、多系統萎縮症（MSA）、進行性核上性麻痺（PSP）、大脳皮質基底核変性症（CBD）、パーキンソン病（PD）などがある。

② 包括的な支援体制
　難病患者の尊厳ある生活を支えるため、医療・看護による身体面のサポート、社会資源の活用（ヘルパーの導入、ショートステイの利用）などのサービスを通じて、病気があっても質の高い生活を送れるよう支援している[2]。

3 精神障害者への地域支援体制

① 精神保健医療福祉の改革
　2004（平成16）年に「精神保健医療福祉の改革ビジョン」が策定された。このビジョンは、「入院医療中心から地域生活中心」への転換を掲げ、以下の施策を推進した。

② 法整備による権利擁護
　2022（令和4）年には、精神保健福祉法が改正された。この改正は、障害者基本法（昭和45年法律第84号）に基づき、精神障害者の権利擁護を強化し、支援体制を整備するものである。

③ 医療体制の整備
　精神疾患に対する医療体制を以下のように整備している。
1. 疾患ごとの医療機関の役割分担・連携の推進
2. 患者本位の医療実現のための医療機能の明確化

④ 地域包括ケアシステムの構築
　精神障害者に対応した地域包括ケアシステムの構築を目指し、

基盤整備を進めている。このシステムは、精神障害者が地域で安心して暮らせるよう、包括的な支援を提供することを目的としている。

4 障害者（児）へのサービス体系

障害者総合支援法に基づく福祉サービスは、「自立支援給付」と「地域生活支援事業」の2つで構成されている。

1 自立支援給付

自立支援給付は全国共通のしくみで実施され、以下の5つに大別される。

①介護給付
介護給付として提供されるサービスを（表4-2-3）に示す。

②訓練等給付
訓練等給付として提供されるサービスを（表4-2-4）に示す。

③相談支援
- 地域相談支援：地域移行支援、地域定着支援
- 計画相談支援：サービス利用支援、継続サービス利用支援

表4-2-3　介護給付

サービス名称	サービス内容
①居宅介護	自宅で入浴、排泄、食事の介護などを行う
②重度訪問介護	重度の肢体不自由者または重度の知的障害、精神障害により行動上著しい困難を有し、常に介護を要する者に、自宅で入浴、排泄、食事の介護、外出時の移動支援、入浴時の支援などを総合的に行う
③同行援護	視覚障害により、移動に著しい困難を有する者に外出する際に必要な援助を行う
④行動援護	自己判断能力が制限されている者が行動する際に、危険を回避するために必要な支援、外出支援を行う
⑤療養介護	医療と常時介護を要する者に、医療機関で機能訓練、療養上の管理、看護、介護、日常生活上の世話を行う
⑥生活介護	常に介護を必要とする者に、昼間において入浴、排泄、食事の介護などを行うとともに、創作的な活動または生産活動の機会を提供する
⑦短期入所（ショートステイ）	自宅で介護を行う者が病気などの際に、短期間、夜間も含めて施設で入浴、排泄、食事の介護などを行う
⑧重度障害者等包括支援	介護の必要性が著しく高い者に居宅介護など、複数のサービスを包括的に行う
⑨施設入所支援	施設に入所する者に、夜間や休日において入浴、排泄、食事の介護などを行う

表 4-2-4　訓練等給付

サービス名	サービス内容
①自立訓練（訓練給付）	自立した日常生活または社会生活ができるよう、身体機能の維持・向上のために必要な訓練を行う
②自立訓練（生活訓練）	自立した日常生活ができるよう、生活能力の維持・向上のために必要な支援・訓練を行う
③就労移行支援	一般企業などでの就労が困難な者に、就労に必要な能力などの向上のために必要な訓練を行う
④就労継続支援A型（雇用型）	一般企業などでの就労が困難な者に、雇用契約等に基づき就労の機会を提供するとともに、能力などの向上のために必要な訓練を行う
⑤就労継続支援B型（非雇用型）	一般企業などでの就労が困難な者に、就労の機会を提供するとともに、能力などの向上のために必要な訓練を行う
⑥就労定着支援	一般就労に移行した者に、就労に伴う生活面の課題に対応するための支援を行う
⑦自立生活援助	一人暮らしに必要な理解力や生活力を補うため、定期的な居宅訪問や随時の対応により日常生活における課題を把握し、必要な支援を行う
⑧共同生活援助（グループホーム）	夜間や休日において、共同生活を行う住居で相談、入浴、排泄、食事の介護などを行う

表 4-2-5　自立支援医療

医療分野	公費負担内容
①更生医療	身体障害者の障害軽減のための医療費
②育成医療	身体障害児の治療費
③精神通院医療	精神障害者の通院治療費

④自立支援医療
- 精神通院医療、更生医療、育成医療

⑤補装具
- 義肢、装具、車いすなど

> **KEYWORD**
> 自立支援医療
> 自立支援医療制度は、心身の障害を除去・軽減するための医療の費の自己負担額を軽減する公費負担医療制度である[12]。表4-2-5に対象となる医療費をあげた。

　障害者（児）のなかには、コミュニケーションや身支度に困難を抱える人もいる。そのような対象者に対しては、意欲を損なわないよう配慮しながら、根気強く生活訓練や就労移行支援を行うことが重要だが、同時に難しい面もある。

2 地域生活支援事業

　地域生活支援事業は、市町村や都道府県が実施主体となり、地域の特性や利用者の状況に応じて柔軟に実施される。

①市町村の役割
- 必須事業：相談支援事業、移動支援事業など
- 任意事業：日常生活支援など

②都道府県の役割
- 必須事業：専門性の高い相談支援事業、広域的な支援事業
- 市町村の取り組みを支援

　地域生活支援事業は、実施主体によって対象者や実施方法が異なるため、同一の状態でも利用できるサービスに地域差が生じる可能性がある。

第4章　地域包括ケアの対象と実践

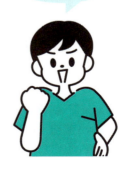

地元の地域生活支援事業を調べてみよう！

Ⅳ 地域包括ケアの実践―健康と地域特性の関連性

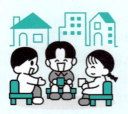

1 地域包括ケアにおけるアドバンス・ケア・プランニング

1 高齢多死社会と終活への関心

高齢多死社会となり、「終活」への関心が高まっている。終活は人生の最期を見据えた活動で、残りの人生を充実させ自分らしく生きるためのものである。

2 終活セミナーの広がり

「エンディングノートの書き方」などのセミナーは、民間団体等が実施し、ネットでも告知を見かけることが多い。最近では、地域包括支援センターも住民の**アドバンス・ケア・プランニング**（Advance Care Planning：ACP）を支援する一環として、終活セミナーを対面やネット配信で行う事例が増えている。

3 地域包括支援センターの取り組みと課題

公的機関である地域包括支援センターが主催することで、参加者に安心感を与え、人気があるという。一方で、センター側は課題も抱えている。本来のターゲットである地元住民の参加が少なく、講師のファンが遠方から参加するなどの経験から、地元住民への効果的な告知方法などのノウハウを蓄積している段階である。

2 地域包括ケアにおけるエンド・オブ・ライフケア

在宅での**エンド・オブ・ライフケア**（End of Life Care：EOL）は、多様な主体が担っている。医療従事者だけでなく、様々な専門職や地域の人々が関わっている。

具体的には以下の人々があげられる[13]。

1. 医療関係者：医師、看護師
2. 行政・福祉関係者：地域包括支援センター職員、行政担当者、社

> **KEYWORD**
>
> **アドバンス・ケア・プランニング**
> 将来の医療やケアについて、本人の意思を尊重しながら、前もって考え、話し合い、共有する取り組みのこと。自身の価値観や望む生き方を踏まえ、将来の治療・療養について話し合うプロセスを指す。本人の意思決定能力が低下した場合に備え、家族や医療・ケアチームと共に、今後の医療やケアの方針を相談し決めていく。これにより、本人の望む人生の最終段階における医療やケアを実現することを目指す。

> **KEYWORD**
>
> **エンド・オブ・ライフケア**
> 人生の最終段階における医療やケアを指す。ターミナルケアや緩和ケアと類似した概念だが、より広範な意味をもつ。長江弘子ら（2012）の定義によると、「診断名、健康状態、年齢に関わらず、差し迫った死、あるいはいつかは来る死について考える人が、生が終わる時まで最善の生を生きることができるように支援すること」を意味する[14]。この概念は、単に終末期の医療だけでなく、その人らしい人生の締めくくりを支援する包括的なアプローチを示している。

会福祉協議会職員
3 介護関係者：ケアマネジャー、訪問看護師、ヘルパー
4 その他の専門職：薬剤師、医療機器業者、歯科医師
5 地域の人々：近所の人、ボランティア

　さらに、地域の様々な事業者との連携も重要になってきている。たとえば以下のような人々がいる。
- スーパーマーケットの移動販売
- 訪問販売業者
- 警察官
- 商店街の組合
- 銀行

　このような人々の連携により、住民の異常な言動を早期に発見し、必要な介入を行うことが可能になっている。

3 難病療養者への地域包括ケア

1 難病療養者が活用できる制度

　難病療養者は、4つの制度を組み合わせて活用できる（表4-2-6）。
1 医療保険
2 介護保険
3 障害者総合支援法
4 難病法

　しかし、申請窓口やサービス提供機関が多岐にわたるため、療養者と家族の負担を軽減する方法を検討する必要がある。

2 難病の特徴と支援の必要性

　難病の特徴として、症状の進行に応じて支援体制の見直しが必要となる。具体的には以下があげられる。

表4-2-6　在宅難病療養者が活用できる4つの制度

制度	窓口	対象
医療保険	医療機関	医療保険加入者
介護保険	市区町村	65歳以上の被保険者 40歳以上の第2号被保険者（特定疾病）
障害者総合支援法	市区町村	65歳未満で介護保険の対象疾患でない場合に、難病など369疾病*の対象者が障害福祉と難病法による諸サービスが利用できる
難病法	保健所など	指定難病

＊：2024（令和6）年4月1日から適用される。対象となる療養者は、障害者手帳がなくても、必要と認められた支援を受けられるようになる[15]。

- 必要なサービスの導入
- サービス回数の調整

また、難病療養者の入院から退院へのシームレスな移行支援も重要な役割をもつ。

③ 在宅療養支援の体制

在宅療養を支援する各職種（医療職、介護職、行政職、インフォーマル・サポート）の役割を理解し、適材適所に支援体制を組むことが求められる。

④ 難病支援の特徴的な職種

難病支援の特徴的な職種として、以下があげられる。
- 保健所保健師
- 難病相談・支援センターの難病相談支援員

これらの専門職が連携することで、より効果的な支援が可能となる。

4 精神障害者への地域包括ケア

① 地域の精神疾患療養者

地域で暮らす精神疾患を抱えた療養者には、様々な疾患がみられる。そのなかでも主なものとして、統合失調症、うつ病、依存症などがあげられる。

② 障害者総合支援法による支援

認知症や発達障害等による精神症状をもつ療養者は、障害者総合支援法により以下の支援を受けられる。

1. 介護給付
2. 訓練等給付
3. 自立支援医療（精神通院医療）

①介護給付

介護給付は、障害者支援区分の認定後、本人の希望と必要性に応じて給付される。内容には、以下のようなものがある。
- 居宅介護
- 重度訪問介護

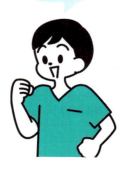

精神障害者の地域生活支援、看護師としてどんな役割があるかな？

②訓練等給付

訓練等給付には以下のものがある。
- 自立訓練（機能訓練と生活訓練）
- 就労移行支援
- 就労継続支援
- 共同生活援助（グループホーム）

3 地域相談支援

障害者総合支援法では、地域相談支援も位置づけられている。これは市区町村または委託事業所が行い、地域移行支援と地域定着支援がある。

地域移行支援は、精神科病院入院患者の地域移行を支援する。地域定着支援は、単身生活者の緊急時相談を行う。

4 計画相談支援

介護保険のケアマネジメントに相当する計画相談支援もある。これには以下が含まれる。
- サービス利用支援（福祉サービス等利用計画作成）
- 継続サービス利用支援（モニタリング）

5 包括型地域生活支援プログラム

重度の精神障害者向けには「包括型地域生活支援プログラム」がある。多職種チームが365日体制で支援し、危機介入にも対応する。

6 専門チームとの連携

地域包括支援センターで対応していた精神障害者が重篤化した場合、専門チームとの連携が必須となる。

5 医療的ケア児への地域包括ケア

1 小児慢性特定疾患患児と家族への支援

小児慢性特定疾患患児や家族に対しては、以下の支援が行われている。
- 相談支援
- 個々の状況に応じた支援：一般の母子保健・子育て支援、障害

児支援、難病対策

2 小児がんの在宅ケア

小児がんの在宅ケアには、以下の体制が整備されている。
- 専門家によるチーム医療(化学療法、外科療法、放射線療法など)
- 小児専門の緩和チーム
- 看護体制
- 相談支援員の配置
- 患児・家族への相談体制

3 医療的ケア児の定義

2021(令和3)年に制定された「医療的ケア児及びその家族に対する支援に関する法律」では、医療的ケア児を以下のように定義している。
- 日常生活及び社会生活を営むために恒常的に医療的ケアが不可欠な児童
- 18歳未満の者
- 18歳以上でも高等学校等に在籍する者を含む(高等学校、中等教育学校の後期課程、特別支援学校の高等部)

この法律により、医療的ケア児とその家族への支援体制が強化されている。

4 医療的ケア児の特徴

全国の医療的ケア児は推計2万人とされている。医療的ケア児の具体的な特徴としては、以下があげられる。
- NICU等に長期入院後、継続的な医療的ケアが必要
- 人工呼吸器や胃瘻等を使用
- 痰の吸引や経管栄養などの医療的ケアが日常的に必要

5 医療的ケアの具体例

医療的ケアには、以下のような具体例がある。これらのケアは、生命維持に不可欠であり、疾病や病状に応じて異なる[16]。
- 気管切開の管理
- 人工呼吸器の装着
- 痰の吸引
- 在宅酸素療法
- 経管栄養(胃や腸から)

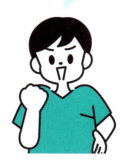

NICUから在宅への移行支援、看護にも重要な役割があるね

6 療育支援の重要性

在宅での状態が安定したら、成長に合わせた療育支援が必要となる。

①療育の効果
- 家族以外の人や場所とのかかわりが刺激となる
- 児童の興味、関心、表現の幅が広がる

②療育を受けられる場所
- 福祉型児童発達支援センター
- 医療型児童発達支援センター
- 療育センター

7 医療的ケア児の療育開始時の注意点

医療的ケア児は以下のリスクがあるため、療育開始には慎重な検討が必要である。
- 感染症のリスク
- 過刺激のリスク

療育開始時期の検討には、以下が必要である。
- 主治医との相談
- 訪問看護師との相談
- 保健師との相談

8 在宅リハビリテーションの重要性

在宅でのリハビリテーションは早期開始が望ましい。
- からだの動かし方を学ぶ
- 子どもの成長に合わせたかかわり方を習得

これらの支援により、医療的ケア児の成長と発達を促進し、より豊かな生活を送れるよう支援することが重要である。

9 インクルーシブ教育システム

障害者の権利に関する条約第24条では、インクルーシブ教育システムについて以下のように定めている[17]。

1. 障害のある者と障害のない者が共に学ぶしくみである。
2. 障害のある者を教育制度から排除しない。
3. 生活する地域で初等中等教育の機会を与える。
4. 個人的に必要な「**合理的配慮**」を提供する。

第4章 地域包括ケアの対象と実践

KEYWORD
合理的配慮
障害者の平等な機会と社会参加を保障するため、個々の状況に応じて行われる必要かつ適切な変更や調整。過度の負担を課さない範囲で、教育、雇用、公共サービスなどの場で提供される。

10 医療的ケア児のための社会資源

①サービス体制
医療的ケア児を取り巻く社会資源には、以下のようなサービス体制がある(表4-2-7)。
- 障害児通所支援
- 訪問支援
- 相談支援

②手帳の申請
これらのサービスを受けるには、以下の手帳の申請ができる。
- 身体障害者手帳(窓口：市町村)
- 療育手帳(窓口：18歳未満は児童相談所)

③医療費助成制度
未就学児の医療費助成制度には、次のものがある。
- 小児慢性特定疾患医療費助成制度
- 乳幼児医療費助成制度
- 自立支援医療(育成医療)

表4-2-7　医療的ケア児を支えるサービスの一部

区分	サービス名	主な対象	サービス内容
障害児通所支援	児童発達支援 (障害福祉サービス)	0〜5歳の未就学の障害児	日常生活上の基本的な動作の指導など
	医療型児童発達支援 (障害福祉サービス等)	肢体不自由がある医学的管理下での支援が必要な障害児	日常生活上の基本的な動作の指導などの支援と治療
	放課後等デイサービス (障害福祉サービス等)	6〜18歳の就学する障害児	授業の終了後や学校休業日に生活能力向上の訓練などの支援
訪問支援	居宅介護 (障害福祉サービス等)	障害支援区分1以上に相当する支援が必要な障害児	居宅での入浴、食事、通院の介助、生活の相談など
	医療 訪問看護(医療保険)	【医療保険】 40歳未満の者、要介護者、要支援者以外	訪問看護師によるケア、日常生活の支援
	訪問診療(医療保険)		かかりつけ医が定期的に診察
	往診(医療保険)		かかりつけ医が急変時に診察
相談支援	計画相談支援 (障害者福祉サービス)	障害福祉サービスの申請(変更含)に係る障害児・保護者	障害福祉サービスの支給決定前にサービスなど利用計画案を作成など
	障害児相談支援 (障害者福祉サービス)	障害福祉サービスの申請(変更含)に係る障害児・保護者	障害児通所支援の通所給付決定前に障害児支援利用計画案を作成など
	短期入所 (障害者福祉サービス)	障害支援区分1以上に相当または医療的ケアが必要な障害児	障害支援施設または病院などに短期入所し日常生活を支援〈レスパイトケア〉

④補装具・日常生活用具の補助
　身体障害児や難病の場合、失われた身体機能を補うために、以下の補助が受けられる。
- 補装具の貸与や購入の一部補助
- 日常生活用具の貸与や購入の一部補助

11 医療的ケア児の地域生活支援
　医療的ケア児の地域生活を支えるには、以下の要素を含む地域包括ケアシステムの構築が重要である。

①生活基盤の確保
- 医療ニーズへの対応
- 介護ニーズへの対応

②健康管理
- 疾病の予防
- 早期発見・早期対処

③共生社会の実現
- 障害児と家族の地域との共生

　このような地域包括ケアシステムの構築は、だれもが住みやすい地域を醸成する足がかりとなる。

12 医療的ケア児の地域共生と学校連携
　医療的ケア児の地域共生を考えるうえで、学校との連携が非常に重要である。

①特別支援教育における医療的ケア
a. 定義
　特別支援教育における医療的ケアとは、日常生活に必要な医療的な生活援助行為と定義される。
b. 実施者
　医療的ケアを実施できるのは、一定の研修を受けた教員である。
c. 実施可能な医療的ケアの例
- 口腔内の喀痰吸引
- 鼻腔内の喀痰吸引
- 気管カニューレ内部の喀痰吸引

- 胃瘻または腸瘻による経管栄養
- 経鼻経管栄養

　これらは、ヘルパーが研修を受けて実施できる手技と同様である。

d. 教育の場における安全確保

　医療的ケア児の教育の場を選定する際は、児童生徒等の安全の確保が保障されることが前提となる。

13 医療的ケア児への教育支援（2019年文科省通知）[18]

①基本方針
a. 個別対応の重視
- 医療的ケア児の実態は多様であるため、画一的な対応を避ける。
- 一人ひとりの教育的ニーズに応じた指導を行う。

b. 目標設定
- 医療的ケア児の可能性を最大限に発揮させる。
- 将来の自立や社会参加のために必要な力を培う。

②望ましい支援体制
1 学校と保護者の連携協力を前提とする。
2 原則として学校看護師等を配置する。
3 主として看護師等が医療的ケアにあたる。
4 教員等がバックアップする体制を構築する。

③教育支援計画の策定
　以下の関係者が連携して検討する。

a. 学校内の関係者
- 教員
- 学校看護師
- 養護教諭
- 学校医

b. 学校外の主な関係者
- 主治医
- 保健所保健師
- 訪問看護ステーション看護師

　このように、地域との連携を重視しながら、医療的ケア児の教育支援計画を策定する。

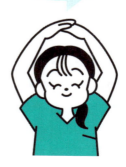

医療的ケア児の
サポート制度、
いろいろあるね

> COLUMN

放課後デイサービス

　放課後デイサービスは、児童福祉法に基づく通所支援サービスである。6歳から18歳までの障害のある子どもが利用できる。主に放課後や休日、長期休暇中に利用可能である。

▌サービスの役割
　このサービスには3つの役割がある。
1. 子どもの最善の利益の保障
2. 地域共生社会の実現に向けた後方支援
3. 保護者支援

▌対象と特徴
　利用対象は障害児に限らず、発達に特性のある子どもも含む。一般的な子育て支援施策との連携も図っている。なかには、介護保険のデイサービスを併設し、世代間交流を促す施設もある。

▌児童発達支援との違い
　放課後等デイサービスと児童発達支援の違いは、対象年齢のみ。支援内容に大きな違いはない（表4-2-8）。

▌支援内容
　支援内容は主に以下のとおりである[19]。
1. 自立支援
2. 日常活動の充実
3. 地域との交流促進
4. 創作活動や余暇の提供

▌従業者の役割
　従業者は、個別の支援計画に基づき、子どもの状況に応じた適切な支援を行う役割がある。

表4-2-8　児童発達支援と放課後デイサービスの違い

	児童発達支援	放課後デイサービス
対象児童	0〜6歳までの未就学児	6〜18歳までの就学時（状況次第で20歳まで利用可）

引用文献

1）厚生労働省：難病の患者に対する医療等に関する法律　説明資料，https://www.mhlw.go.jp/file/05-Shingikai-10901000-Kenkoukyoku-Soumuka/0000052488_1.pdf（最終アクセス日：2024/9/12）
2）三井良之：難病支援ネットワークと地域包括ケアシステム；難病患者在宅医療支援事業の経験から，近畿大医誌，42（1，2），p3-10，2017．
3）難病情報センター：2015年から始まった新たな難病対策，https://www.nanbyou.or.jp/entry/4141（最終アクセス日：2024/9/12）
4）厚生労働省：難病の患者に対する医療等の総合的な推進を図るための基本的な方針，https://www.mhlw.go.jp/file/06-Seisakujouhou-10900000-Kenkoukyoku/0000099473.pdf（最終アクセス日：2024/9/12）
5）厚生労働省：指定難病，https://www.mhlw.go.jp/stf/seisakunitsuite/bunya/0000084783.html（最終アクセス日：2024/9/12）
6）厚生労働省健康・生活衛生局難病対策課：難病にかかる医療費の助成がうけられます，https://www.mhlw.go.jp/content/001219837.pdf（最終アクセス日：2024/9/12）
7）厚生労働省：地域社会における共生の実現に向けて新たな障害保健福祉施策を講ずるための関係法律の整備に関する法律の概要，https://www.mhlw.go.jp/seisakunitsuite/bunya/hukushi_kaigo/shougaishahukushi/sougoushien/dl/sougoushien-01.pdf（最終アクセス日：2024/9/12）
8）塚崎恵子著，河野あゆみ編：地域・在宅看護論，第6版〈新体系看護学全書〉，第3章 地域・在宅看護を支えるしくみ，メヂカルフレンド社，2021，p.71．
9）一般財団法人厚生労働統計協会：国民衛生の動向2023/2024（厚生の指標 増刊），2023，p.111．
10）厚生労働省：障害者の日常生活及び社会生活を総合的に支援するための法律等の一部を改正する法律の概要，https://www.mhlw.go.jp/content/001081033.pdf（最終アクセス日：2024/9/12）
11）前掲9），p.121．
12）前掲9），p.112．
13）濱吉美穂著，河野あゆみ編：地域・在宅看護論，第6版〈新体系看護学全書〉，第6章 地域・在宅看護と健康障害，メヂカルフレンド社，2021，p.206．
14）長江弘子：看護にいかすエンド・オブ・ライフケア，日本看護協会出版会，2018，p.4．
15）厚生労働省：障害者総合支援法の対象となる難病が追加されます，https://www.mhlw.go.jp/content/001184976.pdf（最終アクセス日：2024/8/14）
16）厚生労働省政策統括官付政策評価官室 アフターサービス推進室：医療的ケアが必要な子どもと家族が，，安心して心地よく暮らすために；医療的ケア児と家族を支えるサービス取組紹介，平成30年12月，https://www.mhlw.go.jp/iken/after-service-20181219/dl/after-service-20181219_houkoku.pdf,2018（最終アクセス日：2024/3/17）
17）文部科学省：共生社会の形成に向けたインクルーシブ教育システム構築のための特別支援教育の推進（報告）概要，https://www.mext.go.jp/b_menu/shingi/chukyo/chukyo3/044/attach/1321668.htm（最終アクセス日：2024/3/17）
18）文部科学省：学校における医療的ケアの今後の対応について（通知），https://www.mext.go.jp/a_menu/shotou/tokubetu/material/1414596.htm（最終アクセス日：2024/9/12）
19）厚生労働省：放課後等デイサービスガイドライン，https://www.mhlw.go.jp/file/05-Shingikai-12201000-Shakaiengokyokushougaihokenfukushibu-Kikakuka/0000082829.pdf（最終アクセス日：2024/9/12）

参考文献

1）臺有佳，他編：地域医療を支えるケア〈ナーシンググラフィカ　地域・在宅看護論①〉，第7版，メディカ出版，2022．
2）市川宏伸監，内山登紀夫，他編：発達障害者支援の現状と未来図；早期発見・早期療育から就労・地域生活支援まで，中央法規出版，2010．
3）濱吉美穂著，河野あゆみ編：地域・在宅看護論，第6版〈新体系看護学全書〉，第6章 地域・在宅看護と健康障害，メヂカルフレンド社，2021，p.202．
4）一般財団法人厚生労働統計協会：国民衛生の動向2021/2022（厚生の指標，第68巻第9号），2021．
5）厚生労働省：精神障害にも対応した地域包括ケアシステムの構築について，https://www.mhlw.go.jp/stf/seisakunitsuite/bunya/chiikihoukatsu.html（最終アクセス日：2024/9/12）
6）内閣府：令和4年版　障害者白書，https://www8.cao.go.jp/shougai/whitepaper/r04hakusho/zenbun/index-pdf.html（最終アクセス日：2024/9/12）
7）厚生労働省社会・援護局障害保健福祉部企画課自立支援振興室：地域生活支援事業について，https://www.mhlw.go.jp/content/12601000/000932565.pdf（最終アクセス日：2024/9/12）
8）厚生労働省・子ども家庭庁：障害者総合支援法の対象となる難病が追加されます，https://www.mhlw.go.jp/content/001184976.pdf（最終アクセス日：2024/9/12）
9）厚生労働省社会・援護局障害保健福祉部障害福祉課：居住地特例について，https://www.mhlw.go.jp/content/12601000/000824396.pdf（最終アクセス日：2024/9/12）
10）窪田彰編著：多機能型精神科診療所による地域づくり；チームアプローチによる包括的ケアシステム，金剛出版，2016．
11）長江弘子編：看護にいかすエンド・オブ・ライフケア，第2版，日本看護協会出版会，2018．
12）隅田好美，他編著：よくわかる地域包括ケア，ミネルヴァ書房，2018．

復習シート

第4章
地域包括ケアの対象と実践
2. 難病・精神・障害者（児）支援の多様性と課題

振り返りポイント

難病・精神・重症心身障害者（児）の状態に応じた支援政策について説明できる。

復習内容

1 | 難病の在宅療養者が利用できる公的制度を記述してみよう。

2 | 精神疾患の在宅療養者が利用できる公的制度を記述してみよう。

3 | 重症心身障害者（児）が利用できる公的制度を記述してみよう。

第5章-1

地域包括ケアを支える多職種・多機関の協働

1. 地域保健と健康づくり

本章では、地域行政が実施する地域保健、公衆衛生、地域健康づくりにおける看護職の役割と、多職種・多機関との連携協働について述べる。

公衆衛生とは、公衆（人々）の生命を衛（まもる）こと、すなわち人々の生活や生きることを守ることである。また、地域保健とは、地域社会で生活する人々の健康を、地域の資源を活用しながら保持・増進することである。そのため、公衆衛生の視点から地域保健と健康づくりを述べていく。

公衆衛生看護における「地域」とは、都道府県、市町村、保健所管轄区域などの行政区域、医療圏、学校区などが該当する。対象は、あらゆるライフステージ・健康レベルの個人と家族、そしてその人々が生活し活動する集団、組織、地域などのコミュニティである。

あらゆる世代の地域住民が健やかに暮らせる良好な社会環境をつくり上げ、それによって健康格差の縮小を実現することを目指している。

予習シート

第5章
地域包括ケアを支える多職種・多機関の協働
1．地域保健と健康づくり

ねらい
「個」「集団」「地域」の関係について考えることができる。

予習内容

1 │「個」「集団」「地域」についてまとめてみよう。

対象	特徴
個	
集団	
地域	

2 │ 多職種と連携していくなかで大切なことは何かまとめてみよう。

I 地域保健に関連する諸定義

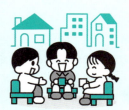

1 公衆衛生の定義

　アメリカのウィンスロー（Winslow.C.E）は、1920年に公衆衛生の定義を示した。現在、これが公衆衛生の代表的な定義として用いられている[1]。

> 共同社会の組織的な努力を通じて、疾病を予防し、寿命を延伸し、身体的・精神的健康と能率の増進を図る科学であり、技術である

2 公衆衛生看護の定義

1 公衆衛生看護の定義と特徴

　公衆衛生看護は、公衆衛生学と看護学を基礎とする活動である。その主な目的は、地域住民の健康を保持・増進し、変化する地域社会とその健康問題を把握して解決することにある。この活動は保健・医療・福祉活動を包括し、医学の領域にとどまらず社会学などにも基盤を置きながら、地域を巻き込んで教育的・組織的に展開される[2]。

2 対象

　公衆衛生看護の対象は幅広い。あらゆるライフステージ・健康レベルにある個人や家族、そしてその人々が生活し活動する集団、組織、地域といったコミュニティ全体が含まれる。

3 具体的な目的

　具体的な目的として、対象者が自らの健康やQOL（生活の質）を維持・改善する能力の向上を支援することがあげられる。さらに、彼らを取り巻く環境の支援を通じて、健康の保持増進、健康

障害の予防と回復を図る。これにより、人々の生命の延伸と、社会の安寧に寄与することを目指している。

4 活動の特徴と方法

公衆衛生看護の活動は、社会的公正を規範としている点が特徴的である。系統的な情報収集と分析を行い、個人・家族の健康課題とコミュニティの健康課題を連動させながら、対象者の生活に視点を置いた支援を展開する。また、コミュニティや関係機関との協働を重視し、社会資源の創造と組織化を通じて、対象者の健康を支えるシステムの創生に取り組んでいる[3]。

このように、公衆衛生看護は乳幼児から高齢者まで、また健康な人から療養中の人まで、あらゆるライフステージと健康レベルの人々を対象とし、個人のQOL向上から地域社会全体の健康増進まで、幅広い視点をもって活動している。健康な社会の実現に向けて多角的なアプローチを行う、包括的かつ重要な役割を担っている。

3 保健師の定義

1 保健師の法的定義

保健師助産師看護師法（昭和23年法律第203号）第2条では、保健師を次のように定義している[4]。

> 厚生労働大臣の免許を受けて、保健師の名称を用いて、保健指導に従事することを業とする者をいう。

この定義は、保健師の法的位置づけを明確にしている。具体的には以下の要素が含まれる。
1 厚生労働大臣の免許を受けていること
2 「保健師」という名称を用いること
3 保健指導に従事すること
4 それを業とすること

この簡潔な定義は、保健師の専門性と職務内容の核心を示している。保健師は、公的に認められた資格をもち、保健指導を専門的に行う職業人であることが明確に規定されている。

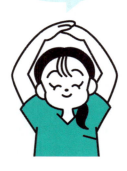

保健師の幅広い活動が地域の健康を支えているんだね

> COLUMN

生活保護受給者[5]

生活保護制度の目的
生活保護制度は、生活に困窮する者に対し、その困窮の程度に応じて必要な保護を行う制度である。この制度には2つの重要な目的がある。
1. 健康で文化的な最低限度の生活を保障すること
2. 受給者の自立を助長すること

生活保護受給者数の現状と推移
- 2022（令和4）年3月現在で203万6045人となっている。
- 季節要因による増減はあるものの、全体的な減少傾向は続いている。

生活保護受給世帯の特徴
- 受給世帯数は約164万世帯。
- 高齢者世帯が増加している。
- 一方で、母子世帯は減少傾向が続いている。

> COLUMN

在留外国人の現状[6]

2022（令和4）年6月末現在の在留外国人数は、296万1969人に達した。この数字は、中長期在留者数266万9267人と特別永住者数29万2702人を合わせたものである。前年末の276万635人と比較すると、20万1334人（7.3％）の増加となっている。

性別構成
在留外国人の男女比はほぼ均等だが、わずかに女性が多い。
- 男性：146万9602人（49.6％）
- 女性：149万2367人（50.4％）両性とも増加傾向にある。

国籍・地域別の上位3か国
1. 中国：74万4551人（25.1％）前年比3.9％増加
2. ベトナム：47万6346人（16.1％）前年比10.0％増加
3. 韓国：41万2340人（13.9％）前年比0.6％増加

Ⅱ 公衆衛生看護活動

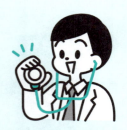

1 公衆衛生看護活動の概要

❶ 保健師活動の基本的な考え方

　保健師活動においては、住民を「個」、地域組織やグループの人々を「集団」と位置づける。そして「個」を大切にしながら対応し、「地域」を対象とした活動に展開していくことが特徴である。つまり、「個」の健康課題を「地域」の健康課題ととらえ、公衆衛生看護活動を展開している（図5-1-1）。

❷ 公衆衛生看護活動のプロセス

　この活動は、次のプロセスを繰り返し積み重ねている。
1 実態調査から地域診断を行う
2 地域の健康課題を把握する
3 活動計画を立てる
4 計画を実施する
5 活動評価と改善を行う

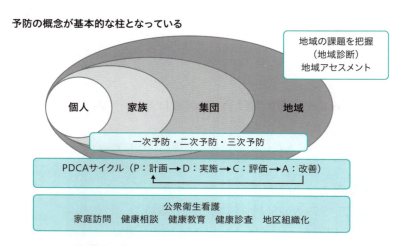

図5-1-1　公衆衛生看護活動

これは、**PDCAサイクル**の実践である。

3 保健師の役割と取り組み

保健師は地域の健康課題を明確にし、その課題について地域の関係機関や住民と共有して解決策を考える。また、保健福祉サービスを包括的に提供できるよう、関係職種や関係機関との連携を図る。

4 地域ネットワークの構築

具体的には、連絡会・協議会などの企画・運営、必要な連絡・調整を行う。これらの活動を通じて、地域のネットワークやケアシステムの構築に努めている。

2 健康づくりのアプローチ

2000（平成12）年、21世紀における国民健康づくり運動（健康日本21）において、ヘルスプロモーションの考え方が取り入れられた。

このヘルスプロモーションの活動は、「個」を対象とした**ハイリスクアプローチ**と、「集団」や「地域」を対象とした**ポピュレーションアプローチ**がある。保健師は、これら二つのアプローチを組み合わせて健康づくりを進めている。その目的は、住民自らがQOLの向上を目指し、自らの健康をコントロールできるようになることである。このように、保健師は住民の主体的な健康づくりを支援しながら、地域全体の健康レベルの向上に取り組んでいる。

3 公衆衛生看護の実践

公衆衛生看護の実践は、以下の5つの主要な活動から成り立っている。

1 家庭訪問

保健師が生活の場に直接出向き、各家庭で相談に応じ、支援を行う活動である。これにより、対象者の健康問題の解決を図る。

KEYWORD
PDCAサイクル
Plan（計画）—Do（実施）—Check（評価）—Act（改善）のサイクルのことをいう。公衆衛生看護活動ではそのPDCAサイクルによって、継続的に施策や対策の改善を行っている。

KEYWORD
ハイリスクアプローチ
高いリスクを有する者に働きかける方法である[7]。

KEYWORD
ポピュレーションアプローチ
ある集団全体に対して疾病予防活動を展開するにあたり、集団全体に働きかける方法である[8]。

❷ 健康相談

保健師が相談者の悩みや不安に対し、適切なサービス、情報、技術を提供することで、健康問題の解決を支援する。

❸ 健康教育

個人やコミュニティの健康状態を改善するための教育活動を行う。これにより、人々をより健康的な生活へと導く。

❹ 健康診査

健康状態の把握と疾病の早期発見の機会として実施される。健康診査の結果に基づいて、適切な保健指導が行われる。

❺ 地域組織化

地域組織活動の過程を指す。グループづくりから始まり、ネットワーク化を経て、最終的に地域づくりへと発展していく。

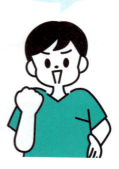

III 公衆衛生看護活動の場

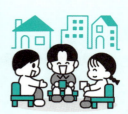

1 保健所

保健所は、地域住民の健康を支える中核的な施設である。主な業務は以下のとおりである[9]。

- 疾病の予防
- 衛生の向上
- 地域住民の健康の保持増進に関する業務

設置根拠は地域保健法であり、都道府県、指定都市、中核市、特別区などに設置されている。

2 市町村保健センター

市町村保健センターは、地域住民に対して以下のサービスを提供する施設である[9]。

- 健康相談
- 保健指導
- 健康診査
- その他の地域保健に関する事業

多くの市町村に設置されており、その根拠は地域保健法にある。

3 産業[9]

1 労働者の健康状況

産業分野における労働者の健康状況は近年悪化傾向にある。一般定期健康診断の有所見率は年々増加し、2008（平成20）年には5割を超えた。また、仕事や就業生活に強い不安・ストレスを感じる労働者の割合も約6割に達している。

2 労災認定の動向

さらに、過労死や過労自殺に関連する脳・心臓疾患、精神障害などにかかわる労災認定件数も増加傾向にある。

3 雇用形態の多様化と健康管理

雇用形態の多様化に伴い、労働派遣者やパートタイム労働者などの非正規労働者が増加している。これらの非正規労働者は、正規労働者と比べて職場の健康管理面でより多くの問題を抱えているという指摘もある。

4 学校[10]

1 学校保健の充実に向けた取り組み

学校では子どもたちの生涯にわたる心身の健康を目指し、様々な取り組みを行っている。

2 体系的な保健教育の推進

学習指導要領に基づき、体育科・保健体育科や特別活動を中心に、学校教育活動全体を通じて体系的な保健教育を充実させている。

3 現代的な健康課題への対応

複雑化・多様化する子どもたちの現代的な健康課題に対応するため、養護教諭、学級担任、学校医などによる健康相談と保健指導を実施している。

4 総合的な学校保健の取り組み

適切な保健管理や効果的な保健組織活動も推進している。これらの取り組みを通じて、学校保健の充実を図っている。

CASE

A県保健師の地域・職域連携の取り組み

取り組みの背景と目的

A保健所での**地域・職域連携**の取り組み（図5-1-2）は、特定健康診断・特定保健指導の受診率向上から始まった。この取り組みの最終目標は、効果的な保健指導を通じて健康寿命の延伸を図ることである。

連携体制の構築と課題発見

当初、A保健所管内の市町の中には、健康診断の受診率向上のみを重視する傾向があった。この課題に対応するため、A保健所の保健師は、管内企業の産業保健師、地域産業センター、労働基準局、商工会を交えた地域・職域連携に関する部会を開催した。

部会での議論により、従業員50人以下の事業所では、市町で特定健康診断は実施されているものの、健診後の特定保健指導が行われていないことが明らかになった。

対策と実施

この問題に気づいた市町の保健師は、市町の商工会と提携し、特定健康診断と保健指導の実施体制を整えた。さらに、国民健康保険の担当者と商工会が協働し、特定保健指導に関するパンフレットの配布や呼びかけを行った。

成果と波及効果

これらの取り組みにより、産業界での健康意識が向上し、禁煙対策が進むなどの成果がみられた。また、A保健所内での他職種（医師、栄養士）の積極的な協力や、市町の保健師間での好事例の波及効果も生まれた。

> **KEYWORD**
> **地域・職域連携**[11]
> 地域保健と職域保健を効果的に結びつける重要な取り組み。この連携は、自治体が提供する地域保健サービスと企業などが提供する職域保健サービスの両者を包括し、それらの間で健康に関する情報を共有することを目指している。これにより、さらに包括的な健康課題の把握と対策立案が可能となる。

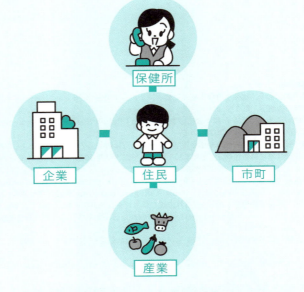

図5-1-2　A保健所での職域連携の取り組み

引用文献
1）平野かよ子，他編：健康支援と社会保障②，公衆衛生〈ナーシング・グラフィカ〉，第5版，メディカ出版，2021，p.15．
2）鳩野洋子，神庭純子 編：公衆衛生看護学.jp；Public Health Nursing in Japan，第6版，インターメディカル，2024，p.5．
3）一般社団法人日本公衆衛生看護学会：https://japhn.jp/（最終アクセス日：2024/9/12）
4）保健師助産師看護師法（法律第203号），昭和23年7月30日，https://www.mhlw.go.jp/web/t_doc?dataId＝80078000&dataType＝0&pageNo＝1（最終アクセス日：2024/9/12）
5）厚生労働省：生活保護制度，https://www.mhlw.go.jp/stf/seisakunitsuite/bunya/hukushi_kaigo/seikatsuhogo/seikatuhogo/index.html（最終アクセス日：2024/9/12）
6）出入国在留管理庁：令和4年6月末現在における在留外国人数について，令和4年10月14日，https://www.moj.go.jp/isa/publications/press/13_00028.html（最終アクセス日：2024/9/12）
7）医療情報科学研究所編：公衆衛生がみえる 2024-2025，メディックメディア，2024，p.7．
8）前掲7），p.5．
9）厚生労働省：地域保健，https://www.mhlw.go.jp/stf/seisakunitsuite/bunya/tiiki/index.html（最終アクセス日：2024/9/12）
10）文部科学省：学校保健，学校給食，食育，https://www.mext.go.jp/a_menu/01_k.htm（最終アクセス日：2024/9/12）
11）厚生労働省：地域・職域連携情報，https://www.mhlw.go.jp/stf/seisakunitsuite/bunya/kenkou_iryou/kenkou/index_00028.html（最終アクセス日：2024/9/12）

復習シート

第5章
地域包括ケアを支える多職種・多機関の協働
1. 地域保健と健康づくり

振り返りポイント
地域包括ケアを支える多職種・多機関について整理し考えることができる。

復習内容

1 | 行政で働く看護職の役割と機能について記述してみよう。

2 | 産業で働く看護職の役割と機能について記述してみよう。

3 | 学校で働く看護職の役割と機能について記述してみよう。

第 5 章 -2

地域包括ケアを支える多職種・多機関の協働

2. 入退院支援

日本の医療は「病院完結型」から「地域完結型」へ移行している。この変化の中心にあるのが地域包括ケアである。

本章では、地域包括ケアの重要な要素である「入退院支援」に焦点を当てる。入退院支援の定義と重要性を解説し、多職種・多機関による協働の実際を探る。また、入退院支援のプロセスと実践的アプローチを紹介し、最新の診療報酬改定が入退院支援にもたらす影響についても触れる。

この章を通じて、入退院支援の重要性と実践方法を学び、地域完結型の医療・介護の姿を理解することができる。医療・介護の専門職だけでなく、患者やその家族、そして地域社会全体が協力してつくり上げる新しい医療・介護の形を探っていく。

予習シート

第5章
地域包括ケアを支える多職種・多機関の協働
2．入退院支援

ねらい
「入院」と「退院」による生活への影響について考える。

予習内容

1 | 入院で困ることや心配事を記述してみよう。

2 | 退院後の生活に不安がある場合、病院のどの職種にどのようなサポートを求めたいだろうか？　記述してみよう。

Ⅰ 地域完結型医療への転換

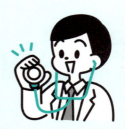

1 医療機関の役割の変化と地域完結型医療への移行

　医院や病院など医療機関が担う役割は、人々のニーズの多様化や、地域包括ケアの推進に伴って変化している。日本では長年、国民皆保険制度のもと「病院完結型」医療が提供されていた。これは、外来の健康管理から入院治療（救急・手術）、退院後の継続治療まで、一つの医療施設で行う体制である。

　しかし、加齢や病気による医療ニーズの変化により、入院で完治せず、退院後も疾患や障害を抱えながら生活する人々が増えている。そこで1997（平成9）年の第3次医療法改正により、「病院完結型医療」から「地域完結型医療」への移行・転換が進められることになった[1]。

2 切れ目のない入退院支援の必要性

　「治す医療」から「地域で生活を支える医療」へスムーズに移行するには、患者本人と家族の意思を最大限に尊重し、医療と介護の切れ目のない入退院支援を行うことが必要である。

3 患者が必要とする4つの入退院支援

　患者が必要とする入退院支援としては以下の4つがある。
1. 病状急変時の入院支援
2. 退院に向けた地域での継続的な療養支援
3. 退院に向けた住み慣れた場所での看取り支援
4. 医療施設内の部門間や在宅医療・介護チームとの協働による退院支援

4 地域共生社会の実現に向けて

　望ましいのは、時々入退院しながらも、ふだんは住み慣れた場所で医療・福祉の支援を受けて暮らす地域共生社会を実現することである。そのためには、本人が望む療養生活を送れるよう、適切な入退院支援を進める地域包括ケアが重要となる。

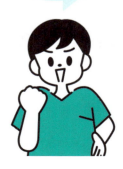

医療が病院完結型から地域完結型へ変わってきているんだ！

Ⅱ 本人が望む療養生活を支える入退院支援

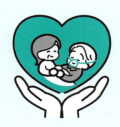

1 入退院支援の定義と重要性

　入退院支援とは、患者・家族の意思決定を尊重しながら、療養の場が変わっても切れ目のないケアを提供することである。この支援は、医療機関と在宅医療・ケアの連携を図り、患者の状態に応じて入院と在宅療養をスムーズに移行させる。
　これにより、療養環境の変化にかかわらず継続的なケアが可能となり、患者と家族の希望に沿った療養生活の実現と生活の質の向上につながる。

2 退院支援の概念と目的

　退院支援とは、入院中から患者の社会復帰に向けた準備をサポートすることである。通常、患者は入院、治療、退院という流れをたどる。効果的な治療とスムーズな退院のために、この支援が重要となる。
　1983年、アメリカ病院協会は退院計画（Discharge Planning）を次のように定義している[2]。

> 患者とその家族が退院後の適切なケアプランをつくるのを支援するために利用可能でなくてはならない部門を超えた病院全体としてのプロセスである

　病院生活から日常生活へ移行するにあたり、患者本人とその家族は不安を感じることがある。そのため、病院は患者の退院後の療養生活に向けた支援計画を立てる必要がある。

3 継続的な支援の必要性

完治を目指さず、病状の改善を目的に入退院を繰り返す患者[3]

もいる。また、疾病や障害により、退院後も医療機器を利用しながら地域で暮らす人もいる。

患者が望む療養生活を実現するために、病状の緩和や生活能力の維持を継続的に支援する必要がある。

4 地域との連携

入退院に向けた支援を効果的に行うには、かかりつけ医、在宅看護・介護など地域の支援担当者と病院との情報共有が不可欠である。

5 地域包括ケアシステムの目指す姿

地域医療構想においては、病気や障害をもちながらも、住み慣れた地域でその人らしい生活を継続できることを目指している。そのために、地域包括ケアシステムとして切れ目のない入退院支援の実現が重要となる。

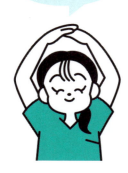

退院支援は患者さんの不安を和らげる大切な役割があるね

III 入退院支援の実際

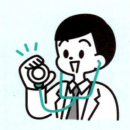

1 診療報酬改定

❶ 診療報酬改定と支援の充実

2016（平成28）年の診療報酬の改定で「退院支援加算」が新設された。医療施設側の退院支援に必要な人材や施設基準の整備により、患者の入退院支援が充実した。厚生労働省の施設基準では、連携機関数が25以上で、医療機関または介護サービス事業所等と転院・退院体制について事前に協議し、連携を図ることが求められた（図5-2-1）。

❷ 2024年度の診療報酬改定

2024（令和6）年度の診療報酬改定では、算定要件として以下の変更内容を求められている。
- 急性期病棟を有する医療機関：病院・診療所との連携を図る
- 地域包括ケア病棟を有する医療機関：介護サービス事業所及び障害福祉サービス事業所等との連携が一定程度求められる
- 退院支援計画の内容拡充：リハビリテーション、栄養管理、口腔管理等を含め、入院中に必要な療養支援内容と多職種チームとの役割分担を盛り込む

❸ 入退院支援の機能強化

これらの改定は、切れ目のない在宅生活への移行に向けた入退院支援の機能強化を示している。

2 入退院支援の実際

❶ 入退院支援の重要性

病床機能の分化や地域包括ケアの推進に伴い、地域での療養生

入院時支援加算1の見直し

入院前からの支援をより充実・推進する観点から、入院時支援加算1の評価を見直す。

現行	改訂後
【入退院支援加算】 注7　入院時支援加算1　230点 　　　入院時支援加算2　200点	【入退院支援加算】 注7　入院時支援加算1　**240点** 　　　入院時支援加算2　200点

入退院支援加算1の施設基準で求める連携機関数について

入退院支援における関係機関との連携強化の観点から、入退院支援加算1の施設基準で求める連携機関数について、急性期病棟を有する医療機関では病院・診療所との連携を、地域包括ケア病棟を有する医療機関では介護サービス事業所及び障害福祉サービス事業所等との連携を一定程度求める。

現行	改定後
【入退院支援加算1】 [施設基準] (4) 転院又は退院体制等についてあらかじめ協議を行い、連携する連携機関の数が25以上であること。	【入退院支援加算1】 [施設基準] (4) 転院又は退院体制等についてあらかじめ協議を行い、連携する連携機関の数が25以上であること。 なお、急性期一般入院基本料、特定機能病院入院基本料（一般病棟の場合に限る。）又は専門病院入院基本料（13対1入院基本料を除く。）を算定する病棟を有する場合は当該連携機関の数のうち1以上は保険医療機関であること。 また、地域包括ケア病棟入院料を算定する病棟又は病室を有する場合は当該連携機関の数のうち5以上は介護保険法に定める居宅サービス事業者、地域密着型サービス事業者、居宅介護支援事業者若しくは施設サービス事業者又は障害者の日常生活及び社会生活を総合的に支援するための法律に基づく指定特定相談支援事業者若しくは児童福祉法に基づく指定障害児相談支援事業者であること。

生活に配慮した支援の強化

退院支援計画の内容に、リハビリテーション、栄養管理及び口腔管理等を含む、退院に向けて入院中に必要な療養支援の内容並びに栄養サポートチーム等の多職種チームとの役割分担を盛り込むことを明記する。

図 5-2-1　入退院支援加算1・2の見直しについて

厚生労働省保険局医事課：令和6年度診療報酬改定の概要，https://www.pt-ot-st.net/pdf/2024/001220075.pdf（最終アクセス日：2024/8/14）より引用．

活を支える入退院支援が役割を果たしている。2018（平成30）年度から「入退院支援加算Ⅰ」の算定が始まり、医療施設は必要な条件を整備し、入退院支援の機能を高めている（表5-2-1）。

2　患者中心の支援

患者本人とその家族が望む療養生活を実現するため、必要な情報を把握し、入院前または入院初期から退院に向けた支援を行っている。

3　入院前支援と退院支援

入院前の支援では、入院する医療機関と在宅医療・介護機関は情報を共有し、「入院生活」「退院」「退院後の生活」を見通した支

> COLUMN

診療報酬の概要

▎定義
診療報酬は、保険医療機関等が提供する診療行為、技術・サービス、薬品などの対価として受け取る報酬である。この報酬は公的医療保険から支払われる。

▎算定方法
診療報酬の算定は診療報酬点数表に基づいて行う。この表では、個々の医療サービスや薬に応じて細かく点数を設定しており、1点を10円として計算する[4]。

▎見直し
診療報酬は原則として2年に1度改定される。2024年度からは施行時期が従来の4月から6月に変更される点に注意が必要である。

▎特徴
診療報酬は入院料、初診料、手術料など、提供される医療サービスの内容に応じて細かく設定されている。また、この制度は単なる報酬システムにとどまらず、国が進めたい医療政策に医療機関を誘導する手段としても機能している。

▎適用範囲
診療報酬制度は医療機関だけでなく、調剤薬局にも適用される。これにより、医療サービスの提供から薬の調剤まで、幅広い医療関連サービスがこの制度によってカバーされている。

表 5-2-1　退院に向けた支援活動

項目	退院支援加算Ⅰ	医療施設の活動
点数 （入院基本料等）	・一般病棟の場合700点 ・療養病棟の場合1300点	
退院困難患者の早期抽出	・入院後3日以内	入院時から退院支援のスクリーニングやアセスメントを行う
患者・家族と退院後の療養生活を含めた話し合い	・一般病棟入院基本料等の場合は入院後7日以内 ・療養病棟入院基本料等の場合などは14日以内	家族と面談する機会を設定し、病状や退院後の生活などについて、話し合う
多職種協働カンファレンスの実施	・入院後7日以内	患者・家族、看護職など、関連職種による退院後の生活についてカンファレンスを実施する

援を行う。退院支援は、入院早期から患者とその家族の退院後の療養生活を考慮し、退院後も安心・安全な療養が継続できるように取り組む。

4 多職種連携の重要性

多職種のかかわりが重要視されるなか、訪問看護師の役割が注目されている。磯山らは、次のように述べている[5]。

> 看護師や多職種の関係者は、同じ職場の同僚ということで顔見知りであり、情報を心理的に受け入れやすく心理的連帯感が生まれやすい。結果として、情報の交換を通じて看護師、患者、多職種の間で相互作用が生まれ、よって共通理解を得ることができる。また、共通理解とそれを生み出す過程を共有することによって、心理的な連帯感が生まれ、互いに影響し合う

3 在宅医療の機能

1 在宅医療の定義と役割

在宅医療は、高齢になっても、病気や障害の有無にかかわらず、住み慣れた地域で自分らしい生活を続けられるよう支援する医療である。入院医療、外来医療、介護、福祉サービスと相互に補完しながら、患者の日常生活を支える。これは、地域包括ケアシステムの不可欠な要素となっている[6]。

2 在宅医療に必要な5つの機能

退院後の療養生活を支える在宅医療には、以下の5つの機能が必要である。

1. 状態を安定させる日常治療
2. ケアを中心に療養を支える在宅看護
3. 急変時の対応体制
4. 入退院支援
5. 在宅での看取り

3 入退院支援の重要性

入退院支援は、医療施設の入退院支援部門が担当する。入院前

および入院初期からの支援、退院に向けた支援や調整が含まれる。

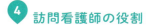# 4 訪問看護師の役割

平山らの研究によると、訪問看護師の退院支援活動が重要視されている[7]。具体的には以下の点があげられる。

1. 退院支援活動を積極的に推進する
2. 退院に不安を抱える患者と家族に安心感を提供する
3. 医療依存度や介護度が重度でも、療養者が望む場所で療養生活ができる体制を構築する

これらの取り組みは、今後の地域包括ケアシステムを推進するうえで重要だと考えられている。

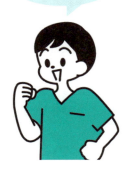

診療報酬改定で入退院支援がより充実するね！

Ⅳ 地域包括ケアにおける医療機関の取り組み
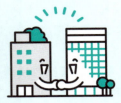

　地域包括ケアの構築と推進にともなって、様々な医療機関が入退院の支援を担っている。

1 入退院を支援する専門の部門

　多くの病院では、「入退院支援室」や「地域連携室」などを設置している。これらは、患者が安心して入退院を決定できるよう支援する院内の専属部門である。看護職、介護支援専門員、医療ソーシャルワーカー、栄養士、事務職など、多職種が協力して患者とその家族を支援している。

2 地域包括ケア病棟

❶ 定義と目的

　地域包括ケア病棟は、地域包括ケアシステムの一環として設置された病棟である。この病棟の主な目的は2つある。一つは、急性期治療を終えた患者の在宅復帰を支援することである。もう一つは、在宅で療養中の患者を一時的に受け入れることである（図5-2-2）。

❷ 主要機能

地域包括ケア病棟の主要機能は以下の3点である。

①急性期後のケア提供

　急性期治療を終えた患者に対して、病状の安定化と身体機能の回復を図るケアを提供する。この過程で、患者の自立度を高め、日常生活動作（ADL）の向上を目指す。

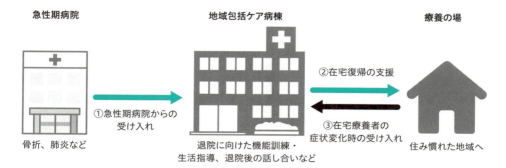

図 5-2-2 　地域包括ケア病棟の役割

②在宅復帰に向けた支援

患者が円滑に自宅や介護施設などでの生活に移行できるよう、多面的な支援を行う。これには、リハビリテーション、退院後の生活環境の調整、介護サービスの調整などが含まれる。

③在宅療養患者の緊急時受け入れ

在宅で療養中の患者の状態が悪化した場合に、一時的な入院治療を提供する。これにより、在宅療養の継続を支援し、患者と家族の安心を確保する。

3 特徴的な支援内容

地域包括ケア病棟では、以下のような特徴的な支援を行っている。

①高齢者の自立支援

高齢者は入院により自立能力が低下するリスクが高い。そのため、以下の支援を重点的に行う。
- 機能訓練：日常生活動作の維持・向上を目指した訓練を実施する。
- 服薬指導：適切な薬の管理と服用方法について指導を行う。
- 栄養指導：個々の状態に応じた適切な栄養摂取について指導する。

②多職種連携による包括的支援

医師、看護師、理学療法士、作業療法士、言語聴覚士、薬剤師、管理栄養士、医療ソーシャルワーカーなど、多様な専門職が連携してケアを提供する。

③退院後の生活を見据えた医療・介護の一体的提供

入院中から退院後の生活環境を考慮し、必要な医療・介護サービスを一体的に計画・提供する。これにより、退院後の生活への円滑な移行を支援する。

4 運営基準

地域包括ケア病棟の主な運営基準は以下のとおりである。

①入院期間

最長60日と定められている。

②退院目標

在宅復帰率70％以上が求められている。

③人員配置

- 看護師：患者13人につき1名以上
- 常勤リハビリテーション専門職の配置(理学療法士、作業療法士、言語聴覚士)

5 地域医療における役割

地域包括ケア病棟は、急性期医療と在宅療養をつなぐ橋渡し的機能を担っている。具体的には以下のような役割を果たしている。

1. 急性期病床から在宅への移行期における医療・介護の提供
2. 在宅療養患者の症状悪化時の受け皿
3. 在宅復帰に向けた多職種連携の推進
4. 地域の医療・介護資源の効率的な利用の促進

これらの役割を通じて、地域包括ケア病棟は地域包括ケアシステムにおいて重要な役割を果たし、地域全体の医療・介護の質の向上に貢献している。

3 地域包括医療病棟

1 背景

「地域包括医療病棟」は2024年度診療報酬改定で新設された。主な背景は2つある。

①軽症・中等症の高齢者救急の増加

　高齢者の救急搬送割合が年々増加している。2022（令和4）年中の高齢者の救急自動車搬送は386万3153人で、前年比13.6%増加した[8]。高齢化に伴い、在宅療養高齢者の救急搬送も増えている。

　搬送された高齢者の傷病程度を見ると、中等症（入院診療）が52.8%、軽症（外来診療）が34.4%を占める[9]。つまり、救急搬送される高齢者の多くが軽症・中等症患者である。

　この状況により、本来急性期治療が必要な重症患者の受け入れが困難になることがある。

②高齢者のADL低下や要介護度増加のリスク

　通常の急性期医療では、救命が優先されるため、軽症・中等症の高齢者に対するリハビリテーションやADL維持が十分に行えない。これが高齢者のADL低下や要介護度の増加につながる可能性がある。

　これらの背景から、2024年に「地域包括医療病棟」が新設された。この病棟は急性期病棟よりも看護、リハビリテーション、栄養管理などの体制を整備し、軽症・中等症の高齢救急搬送患者に包括的に対応できる。

2　定義

　地域包括医療病棟は、地域で救急患者等を受け入れる体制を整え、リハビリテーション、栄養管理、入退院支援、在宅復帰等の機能を包括的に担う病棟である。

3　目的

　この病棟の主な目的は、医療と介護をシームレスに提供し、患者の生活の質（QOL）の向上を目指すことである。

4　機能

①軽症・中等症の高齢救急搬送患者の受入

　地域の中小病院を中心に、急性期疾患などの患者に包括的な入院医療と救急医療を提供する。

②看護・リハビリ・栄養管理

　患者の早期からリハビリテーションや栄養管理などのサービス提供を重視する。具体的には以下の2点がある。

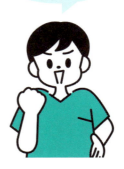

高齢者のADL低下予防は地域包括ケアの大切な目標なんだ！

- 医師、看護師、理学療法士、作業療法士など多職種の医療者による連携チームワーク
- 患者ごとのケア計画作成と、それぞれのニーズに合わせた治療とケアの提供

③在宅復帰の支援
以下の2点を通じて、在宅復帰を支援する。

a. 病気の治療および治療後の生活支援
　運動器疾患や脳血管障害等の急性疾患にも対応し、患者の栄養管理や身体機能の向上を含めた多職種による支援を行う。

b. 早期の生活の場への復帰支援
　患者本人とその家族の希望を汲み取り、在宅の療養環境や介護力などをアセスメントする。また、家族の介護スキルの指導・支援なども行う。

5 特徴的な支援内容
　地域包括医療病棟では、軽症・中等症の高齢救急搬送患者に対し、多職種チームによる医療を提供する。患者のADL維持と在宅復帰に向けた包括的な支援を行う。主な支援内容は以下の通りである。

①看護支援
- 状態の観察、服薬管理、吸引、吸痰など、在宅療養生活に向けた全般的な看護
- 家族への指導・支援

②リハビリテーション体制の充実
- 患者のADL維持のため、病棟に常勤の理学療法士、作業療法士、言語聴覚士を2名以上配置
- リハビリの視点からの支援提供

③在宅復帰支援
- 急性期高齢者の平均在院日数を21日以内に設定
- 退院患者の80％以上が自宅療養生活を再開できる医療とケアの提供

6 運営基準
- 地域包括医療病棟の運営では、以下の実績要件が求められる。

- 入院患者の平均在院日数：21日以内
- 在宅復帰率：80％以上
- 入院時からのADL低下患者割合：5％未満
- 医療、看護、リハビリテーション、口腔衛生管理、栄養管理の一体化した対応
- 救急入院割合：15％以上
- 院内転入：5％未満

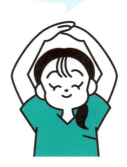

V 入退院支援のプロセス

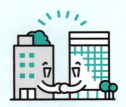

1 入退院支援の基本姿勢

　入退院支援を効果的に実施するには、療養者とその家族の望みや意向を理解し、療養生活上のニーズを明らかにすることが重要である。そのうえで、退院後に必要となる医療や介護などの資源を適切に結びつけていく必要がある（図5-2-3）。

2 支援プロセスの概要

❶ 支援プロセス
①入院前の支援
a. 情報共有
　入院先の医療機関、かかりつけ医、訪問看護、担当介護支援専門員と情報共有を行う。患者とその家族が入院治療等を理解し、スムーズな退院につなげる。また、入院治療のプロセスをイメージできるよう支援し、必要な準備を整えるよう助言する。

b. アセスメントと準備
　病院と病棟は、入院前の患者状況をアセスメントし、退院に向けた治療提供の準備をする。入退院支援では、以下の情報を把握

1. 患者の受け入れ体制の整備 → 2. 早期退院に向けて症状管理やリハビリテーションを行う → 3. 退院に向けた意思決定支援 → 4. 退院後の在宅医療と介護などとの連携

支援チーム：看護師、理学療法士、作業療法士・言語聴覚士、管理栄養士など

図5-2-3　入退院支援のプロセス

し、病棟看護職と共有する。表5-2-2、5-2-3は入退院支援のアセスメントに用いるチェック表の一例である。
- 生活状況
- 介護状況
- 病状
- 社会資源の利用状況
- 退院の困難因子の有無

病棟看護職はこれらの情報をアセスメントし、退院後の療養生活の再構築を考慮した看護目標を設定する。

②入院中

入院時から在宅療養生活への復帰を目指し、患者とその家族の

表5-2-2　入院前のアセスメント事項

チェック	確認内容
	身体的側面の情報、生活状況、家族の介護状況
	入院前に利用している医療福祉サービスの確認（介護保険の場合）
	服薬中の薬剤の確認、各種スクリーニング
	栄養状態の評価
	褥瘡に関するリスクの評価
	退院困難の要因の有無、入院中の看護や栄養管理などに係る「療養支援計画」の立案
	立案した「療養支援計画」を患者、入院する病棟の関連職種と共有する

表5-2-3　入院から退院までのアセスメント事項

チェック	確認内容
	退院後の生活について、患者本人と家族の思いを汲み取り、療養の場所など意思決定の支援を行う
	退院後の生活、医療、介護上の課題など、患者・家族とともに相談し構築できるように支援する
	退院後の生活に合わせてリハビリを行う
	医療処置・介護方法の指導の実施
	退院に向けて継続的に情報収集、アセスメント、多職種で支援を行う

意向に寄り添い、チームで働きかける。患者本人・家族、関係職種でカンファレンスを行い、退院後の生活について話し合う場を設け、在宅療養のイメージをより明確にする。
- 退院前の連携会議を開催する
- 地域・社会資源や各種サービスを調整する

② 在宅復帰に向けた重要ポイント

患者家族が退院後の生活をイメージできることが、在宅復帰には重要である。また、以下の点に注意して支援を行う。
- 治療や病状について、本人と家族にわかりやすく説明する
- 多職種で協働し、患者の入院中の状態を確認する
- 退院後の生活環境での療養生活を調整する
- 在宅で可能な医療・看護・介護を患者と家族と一緒に検討し、自立支援を目指す
- 地域社会のインフォーマル資源や社会保障制度を活用し、在宅療養環境を整備する

これらの取り組みにより、切れ目のない支援につながる。

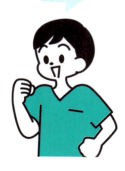

引用文献
1)厚生労働省：医療法の一部改正について，平成9年12月26日，https://www.mhlw.go.jp/topics/bukyoku/isei/igyou/igyoukeiei/tuchi/091226.pdf（最終アクセス日：2024/9/12）
2)手島陸久・退院計画研究会編：退院計画；病院と地域を結ぶ新しいシステム，中央法規出版，1996，p.39-47．
3)厚生労働省：令和4年（2022）人口動態統計月報年計（概数）の概況，p.10，https://www.mhlw.go.jp/toukei/saikin/hw/jinkou/geppo/nengai22/index.html（最終アクセス日：2024/9/12）
4)厚生労働省：診療報酬制度について，https://www.mhlw.go.jp/bunya/iryouhoken/iryouhoken01/dl/01b.pdf（最終アクセス日：2024/9/12）
5)磯山優・王麗華・李相和：訪問看護と「場のマネジメント」，埼玉学園大学紀要．経済経営学部篇，15：25-35，2015．
6)厚生労働省保険局医療課：令和6年度診療報酬改定の概要；在宅（在宅医療，訪問介護），令和6年3月5日版，https://www.mhlw.go.jp/content/12400000/001226864.pdf（最終アクセス日：2024/9/12）
7)平山香代子・王麗華：場を共有する訪問看護師の退院支援活動，和洋女子大学紀要，62：179-188，2021．
8)消防庁：「令和5年版 救急・救助の現況」の公表，https://www.soumu.go.jp/main_content/000924645.pdf（最終アクセス日：2024/9/28）
9)消防庁：令和4年版 救急・救助の現況 Ⅰ 救急編，https://www.fdma.go.jp/publication/rescue/items/kkkg_r04_01_kyukyu.pdf（最終アクセス日：2024/9/28）

参考文献
1)磯山優・王麗華・李相和：訪問看護と「場のマネジメント」，埼玉学園大学紀要．経済経営学部篇，15：25-35，2015．
2)平山香代子・王麗華：場を共有する訪問看護師の退院支援活動，和洋女子大学紀要，62：179-188，2021．
3)福島道子・王麗華著，日本家族心理学会編：これからの在宅介護と家族，金子書房，2015．
4)厚生労働省保険局医療課：令和6年度診療報酬改定の概要；同時報酬改定における対応，令和6年3月5日版，https://www.mhlw.go.jp/content/12400000/001252073.pdf（最終アクセス日：2024/9/12）

復習シート

第5章
地域包括ケアを支える多職種・多機関の協働
2. 入退院支援

振り返りポイント
地域包括ケアを支える多職種・多機関について整理し考えることができる。

復習内容

1 | 地域包括ケア病棟の特徴について記述してみよう。

2 | 地域包括医療病棟の特徴について記述してみよう。

3 | 入退院支援のプロセスをまとめてみよう。

第5章-3

地域包括ケアを支える多職種・多機関の協働

3. 居宅介護支援

この章では、介護保険制度とケアマネジメントについて学ぶ。ケアマネジメントは、2000年の介護保険制度開始時に導入された。これは、地域で支援を必要とする人の生活課題やニーズを明らかにするプロセスである。同時に、それらのニーズと社会資源を結び付けるシステムでもある。

ケアマネジメントの主な担い手であるケアマネジャーについて理解を深める。

予習シート

第5章
地域包括ケアを支える多職種・多機関の協働
3. 居宅介護支援

ねらい
介護保険制度について理解を深める。

予習内容

1 | 介護保険制度におけるケアマネジメントの特徴を記述してみよう。

2 | 虚弱な高齢者に対する保健医療福祉サービスを記述してみよう。

Ⅰ 介護支援専門員（ケアマネジャー）

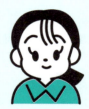

1 介護支援専門員（ケアマネジャー）

❶ 定義と役割
介護支援専門員は、要介護者等の相談に応じる専門家で、その役割は、以下のとおりである。

❷ 主な業務
- 心身の状況に合わせて、適切な介護サービスを利用するための支援
- 市町村、サービス提供事業者、介護保険施設等との連絡調整
- 要介護者等の自立した日常生活に必要な援助

❸ 資格要件
これらの業務を遂行するため、専門的知識と技術を有し、介護支援専門員証の交付を受けた者を指す。

❹ 法的根拠
この定義は、介護保険法第7条5項に基づいている。

2 業務の内容

❶ 利用者・家族の相談対応、ケアプラン作成
①主な業務
自宅で介護を受ける人に対し、利用者・家族からの相談を受け、ケアプランを作成する（表5-3-1）。

②ケアプラン作成の担当
- 要介護認定者：居宅介護支援事業所

表5-3-1 居宅介護支援と介護予防支援

	居宅介護支援	介護予防支援
対象	要介護	①要支援に認定され、総合事業のみを利用する人（介護保険の予防給付は利用しない）および基本チェックリストによる事業対象者 ②要支援1、2の人で、介護保険の予防給付を利用する人
窓口	居宅介護支援事業所	地域包括支援センター
その他の対応窓口	訪問看護ステーションや訪問介護事業所内の併設場所など	業務委託している指定の居宅介護支援事業所のケアマネジャーが行う場合もある
担当者	在宅で暮らしている要介護者の担当ケアマネジャー	地域包括支援センターの保健師あるいは主任ケアマネジャー
取り扱う内容	ケアプランを作成	①の対象：要支援者および要支援リスクのある人に対し介護予防計画を作成（**介護予防ケアマネジメント**） ②の対象：介護予防ケアプランを作成

- 要支援認定者：地域包括支援センター等

③利用者の相談窓口
　利用者は、市町村の介護保険担当窓口や地域包括支援センターで居宅介護支援事業所を紹介してもらうことができる。

2 関係施設との連絡・調整
　ケアを提供するサービス事業所や施設等と連絡・調整を行い、関連施設や関係者との橋渡し役を務める。

3 要介護認定に関する業務
　要介護認定や区分変更時の申請代行を行う。また、市町村からの委託を受けて要介護認定時の訪問調査を実施する。

4 給付管理
①内容
　介護保険サービス利用時の介護給付費管理を行い、サービス事業所への報酬支払いの手続きを担当する。

②具体的な作業
　毎月1回、国民健康保険団体連合会（国保連）に給付管理票を作成し送付する。これにより、サービス事業所に介護給付費が支払われるしくみとなっている。

COLUMN

介護支援専門員(ケアマネジャー)になるには

資格取得の条件

保健医療福祉分野での実務経験が必要である。たとえば、医師、看護師、社会福祉士、介護福祉士等の職種で5年以上の経験が求められる。その後、介護支援専門員実務者研修受講試験に合格し、実務者研修の課程を修了すると介護支援専門員証が交付される。

最新の試験結果

2023(令和5)年の受験者数は5万6494人、合格者数は1万1844人(合格率21.0%)である。

職種別合格者の傾向

これまでの試験における職種別合格者数の割合は以下のとおりである[1]。
- 介護福祉士:45.0%
- 看護師、准看護師:23.5%
- 相談援助業務者等:10.6%

看護職の割合は必ずしも高くない。福祉系と医療系の資格をもつケアマネジャーでは、利用者のとらえ方に違いがある可能性がある。担当ケアマネジャーとの連携・協働の際は、互いの専門性を活かしつつ、利用者を多面的に支援することが重要である。

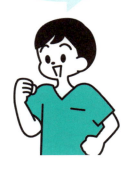

ケアマネジャーは利用者さんの生活を総合的に支えているんだね

Ⅱ 居宅介護支援事業所
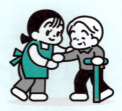

1 定義
居宅サービス計画（ケアプラン）の作成やサービスの調整を行う施設であり、ケアマネジャーが常駐している。

2 設置形態
事業所の多くは訪問介護事業所や通所介護事業所、訪問看護ステーション等に併設している。

3 人員基準

① 従業者
- 常勤の介護支援専門員を1名以上配置
- 利用者35人に対して介護支援専門員1人を基準とする

② 管理者
- 常勤の**主任介護支援専門員（主任ケアマネジャー）**を配置

2021（令和3）年3月31日時点で主任ケアマネジャーでない管理者がいる事業者は、2027（令和9）年3月31日まで猶予期間がある。

> **KEYWORD**
> **主任介護支援専門員（主任ケアマネジャー）**
> 介護支援専門員（ケアマネジャー）の上位資格で助言や指導を行う。ケアマネジャーとして従事した期間が5年以上ある者等の要件がある。地域包括支援センターでは主任ケアマネジャーを配置することが必須条件である。

III ケアマネジメントのプロセス

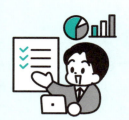

1 ケアマネジメントの概要

ケアマネジメントでは、主にケアマネジャーがケアプランを作成し、サービス事業者がサービスを提供する（図5-3-1）。

2 プロセスの詳細

❶ インテーク（受理、初回面談）

インテークとは、「摂取する、取り入れ口」を意味し、ケアマネジメントにおいては支援を求める利用者・家族との初回面談を指す。

❷ アセスメント

アセスメントは、利用者の状況について情報収集と分析を行う段階である。これはサービス計画作成の根拠となり、課題分析標準項目等一定のアセスメント用紙に基づいて実施される。

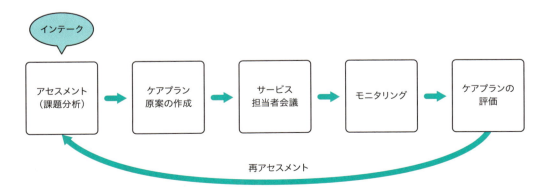

図5-3-1　ケアマネジメントのプロセス

3 プランニング（ケアプラン原案作成）

アセスメントをもとにケアプランを作成する。ここでは、本人・家族の能力やコスト面を考慮し、短期目標と長期目標を設定する。すべての課題をサービスで解決しようとせず、実現可能性を踏まえてプランを作成する。

なお、ケアプラン作成は全額が保険給付される。

4 実施

ケアプランに沿って多職種がサービスを提供する。担当ケアマネジャーは、各サービス提供者の目標達成状況を把握・調整し、**サービス担当者会議**等でサービスの見直しや再調整を行う役割がある。

5 モニタリング、評価

担当ケアマネジャーは、月に1回以上利用者と直接面談し、必要なサービスの提供状況を確認しプランを見直す。

> **KEYWORD**
> **サービス担当者会議**
> サービス担当者会議は、ケアプラン原案の検討・確認とサービス開始の合意形成を目的とする。サービス提供開始前のほか、要介護区分変更時や解決すべき課題の変化時、プラン変更が必要な時に開催される。

3 課題分析標準項目の最新動向

課題分析標準項目については、これまで大幅な改正は行われてこなかったが、項目の名称や項目の主な内容(例)が一部現状とそぐわなくなっていることから、文言の適正化や記載の充実が図られた（表5-3-2）。多くの項目と内容が多岐にわたっているが、これらの内容についてすべての情報収集を行うことではなく、各利用者のアセスメントに必要な情報を判断するための参考にする。

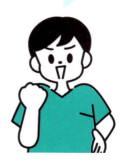

本人と家族の希望を考慮して作成して、短期・長期目標も設定するんだ

表5-3-2 課題分析標準項目（23項目）

基本情報に関する項目

No.	標準項目名	項目の主な内容（例）
1	基本情報 （受付、利用者等基本情報）	居宅サービス計画作成についての利用者受付情報（受付日時、受付対応者、受付方法等）、利用者の基本情報（氏名、性別、生年月日、住所、電話番号等の連絡先）、利用者以外の家族等の基本情報、居宅サービス計画作成の状況（初回、初回以外）について記載する項目
2	これまでの生活と現在の状況	利用者の現在の生活状況、これまでの生活歴等について記載する項目
3	利用者の社会保障制度の利用情報	利用者の被保険者情報（介護保険、医療保険等）、年金の受給状況（年金種別等）、生活保護受給の有無、障害者手帳の有無、その他の社会保障制度等の利用状況について記載する項目
4	現在利用している支援や社会資源の状況	利用者が現在利用している社会資源（介護保険サービス・医療保険サービス・障害福祉サービス、自治体が提供する公的サービス、フォーマルサービス以外の生活支援サービスを含む）の状況について記載する項目
5	日常生活自立度（障害）	「障害高齢者の日常生活自立度（寝たきり度）」について、現在の要介護認定を受けた際の判定（判定結果、判定を確認した書類（認定調査票、主治医意見書）、認定年月日）、介護支援専門員からみた現在の自立度について記載する項目
6	日常生活自立度（認知症）	「認知症高齢者の日常生活自立度」について、現在の要介護認定を受けた際の判定（判定結果、判定を確認した書類（認定調査票、主治医意見書）、認定年月日）、介護支援専門員からみた現在の自立度について記載する項目
7	主訴・意向	利用者の主訴や意向について記載する項目 家族等の主訴や意向について記載する項目
8	認定情報	利用者の認定結果（要介護状態区分、審査会の意見、区分支給限度額等）について記載する項目
9	今回のアセスメントの理由	今回のアセスメントの実施に至った理由（初回、要介護認定の更新、区分変更、サービスの変更、退院・退所、入所、転居、そのほか生活状況の変化、居宅介護支援事業所の変更等）について記載する項目

課題分析（アセスメント）に関する項目

No.	標準項目名	項目の主な内容（例）
10	健康状態	利用者の健康状態及び心身の状況（身長、体重、BMI、血圧、既往歴、主傷病、症状、痛みの有無、褥そうの有無等）、受診に関する状況（かかりつけ医・かかりつけ歯科医の有無、その他の受診先、受診頻度、受診方法、受診時の同行者の有無等）、服薬に関する状況（かかりつけ薬局・かかりつけ薬剤師の有無、処方薬の有無、服薬している薬の種類、服薬の実施状況等）、自身の健康に対する理解や意識の状況について記載する項目
11	ADL	ADL（寝返り、起きあがり、座位保持、立位保持、立ち上がり、移乗、移動方法（杖や車椅子の利用有無等を含む）、歩行、階段昇降、食事、整容、更衣、入浴、トイレ動作等）に関する項目
12	IADL	IADL（調理、掃除、洗濯、買物、服薬管理、金銭管理、電話、交通機関の利用、車の運転等）に関する項目
13	認知機能や判断能力	日常の意思決定を行うための認知機能の程度、判断能力の状況、認知症と診断されている場合の中核症状及び行動・心理症状の状況（症状が見られる頻度や状況、背景になりうる要因等）に関する項目
14	コミュニケーションにおける理解と表出の状況	コミュニケーションの理解の状況、コミュニケーションの表出の状況（視覚、聴覚等の能力、言語・非言語における意思疎通）、コミュニケーション機器・方法等（対面以外のコミュニケーションツール（電話、PC、スマートフォン）も含む）に関する項目
15	生活リズム	1日及び1週間の生活リズム・過ごし方、日常的な活動の程度（活動の内容・時間、活動量等）、休息・睡眠の状況（リズム、睡眠の状況（中途覚醒、昼夜逆転等）等）に関する項目
16	排泄の状況	排泄の場所・方法、尿・便意の有無、失禁の状況等、後始末の状況等、排泄リズム（日中・夜間の頻度、タイミング等）、排泄内容（便秘や下痢の有無等）に関する項目

（次ページへ続く）

表5-3-2 課題分析標準項目（23項目）（続き）

No.	標準項目名	項目の主な内容（例）
17	清潔の保持に関する状況	入浴や整容の状況、皮膚や爪の状況（皮膚や爪の清潔状況、皮膚や爪の異常の有無等）、寝具や衣類の状況（汚れの有無、交換頻度等）に関する項目
18	口腔内の状況	歯の状態（歯の本数、欠損している歯の有無等）、義歯の状況（義歯の有無、汚れ・破損の有無等）、かみ合わせの状態、口腔内の状態（歯の汚れ、舌苔・口臭の有無、口腔乾燥の程度、腫れ・出血の有無等）、口腔ケアの状況に関する項目
19	食事摂取の状況	食事摂取の状況（食形態、食事回数、食事の内容、食事量、栄養状態、水分量、食事の準備をする人等）、摂食嚥下機能の状態、必要な食事の量（栄養、水分量等）、食事制限の有無に関する項目
20	社会との関わり	家族等との関わり（家庭内での役割、家族等との関わりの状況（同居でない家族等との関わりを含む）等）、地域との関わり（参加意欲、現在の役割、参加している活動の内容等）、仕事との関わりに関する項目
21	家族等の状況	本人の日常生活あるいは意思決定に関わる家族等の状況（本人との関係、居住状況、年代、仕事の有無、情報共有方法等）、家族等による支援への参加状況（参加意思、現在の負担感、支援への参加による生活の課題等）、家族等について特に配慮すべき事項に関する項目
22	居住環境	日常生活を行う環境（浴室、トイレ、食事をとる場所、生活動線等）、居住環境においてリスクになりうる状況（危険個所の有無、整理や清掃の状況、室温の保持、こうした環境を維持するための機器等）、自宅周辺の環境やその利便性等について記載する項目
23	その他留意すべき事項・状況	利用者に関連して、特に留意すべき状況（虐待、経済的困窮、身寄りのない方、外国人の方、医療依存度が高い状況、看取り等）、その他生活に何らかの影響を及ぼす事項に関する項目

厚生労働省老健局認知症施策・地域介護推進課：介護保険最新情報Vol.1178、「介護サービス計画書の様式及び課題分析標準項目の提示について」の一部改正について、令和5年10月16日　https://www.mhlw.go.jp/content/001157205.pdf（アクセス日：2024/8/14）より引用.

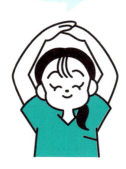

特別な状況や生活環境の課題まで、きめ細かくチェックするんだね

Ⅳ ケアプラン（居宅サービス計画書）

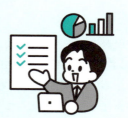

1 ケアプランの概要

　介護保険サービスを利用するには、ケアプラン（居宅サービス計画書）が必要である。通常、担当のケアマネジャーがこれを作成する。ケアプラン（居宅サービス計画書）は、第1表～第7表の7つの様式で構成されている（表5-3-3）。

2 ケアマネジメントの目標

　ケアマネジメントの主な目標は、必要なサービスを提供しつつ日常生活を支援し、家族の介護負担を軽減することで、継続的な在宅生活を可能にすることである。

3 ケアマネジメントの課題と新たな視点

　ケアマネジメントの流れのなかで、特にアセスメントの過程では、問題点を探して問題を抽出することに注力してしまうことや、プラン作成の段階では問題の解決ばかりが優先されがちになる。
　しかし、白澤は、介護保険とケアマネジメントの著書において

表5-3-3　ケアプラン（居宅サービス計画書）の一覧

第1表	居宅サービス計画書（1）	基本情報、アセスメント（課題分析）の結果、総合的な援助の方針が記載されている
第2表	居宅サービス計画書（2）	解決すべき課題（ニーズ）、目標、具体的なサービス内容と事業者、頻度が記載されている
第3表	週間サービス計画表	週単位でのサービス利用状況と時間帯が把握できる一覧表である
第4表	サービス担当者会議の要点	サービス担当者会議での検討内容や結論、残された課題が記載されている
第5表	居宅介護支援経過	利用者との面談内容やモニタリングの結果などの経過が記載されている
第6表	サービス利用票	月単位でのサービス利用状況が記載されている
第7表	サービス利用票別表	事業所ごとのサービス内容、単位数、利用者負担額などが記載されている

利用者の「弱さ」だけではなく、利用者がもっている能力や意欲「強さ」にも注目し引き出す支援も大切であると述べている[2]。そのためには、利用者が「好きなこと」「したいこと」「できること」を発言できる雰囲気をつくり出し、自己決定や自己選択ができる状況へと支援していくことが求められる。

4 看護職の役割

看護職においても、利用者、家族のニーズを把握し、日々変化する思いに寄り添いながら、多職種と共に支援することが求められる。

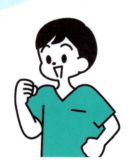

ケアプランは第1表から第7表までの7つの様式があるんだ。次のページから紹介している表は、左のQRコードからもダウンロードできるようになってるから、必要な時に使ってみてね！

引用文献
1）厚生労働省：第26回介護支援専門員実務研修受講試験の実施状況について，https://www.mhlw.go.jp/stf/seisakunitsuite/bunya/0000187425_00010.html（最終アクセス日：2024/9/13）
2）白澤政和：介護保険制度とケアマネジメント；創設20年に向けた検証と今後の展望，中央法規出版，2019．

第1表　居宅サービス計画書（1）

第1表	居宅サービス計画書（1）	作成年月日　年　月　日
		初回・紹介・継続　　認定済・申請中

利用者名　　　　殿　　生年月日　年　月　日　　住所
居宅サービス計画作成者氏名
居宅介護支援事業者・事業所名及び所在地
居宅サービス計画作成（変更）日　年　月　日　　初回居宅サービス計画作成日　年　月　日
認定日　年　月　日　　認定の有効期間　年　月　日　～　年　月　日

要介護状態区分	要介護1　・　要介護2　・　要介護3　・　要介護4　・　要介護5

利用者及び家族の生活に対する意向を踏まえた課題分析の結果	
介護認定審査会の意見及びサービスの種類の指定	
総合的な援助の方針	
生活援助中心の算定理由	1. 一人暮らし　　2. 家族等が障害、疾病等　　3. その他（　　　　）

第1表　居宅サービス計画書（1）

厚生労働省老健局認知症施策・地域介護推進課：「介護サービス計画書の様式及び課題分析標準項目の提示について」の一部改正について，（別紙）居宅サービス計画書標準様式及び記載要領，令和3年3月31日，https://www.mhlw.go.jp/content/000764680.pdf （最終アクセス日：2024/8/21）

第2表　居宅サービス計画書（2）

第2表	居宅サービス計画書（2）							作成年月日　年　月　日		

利用者名　　　　殿

生活全般の解決すべき課題（ニーズ）	目標				援助内容					
	長期目標	（期間）	短期目標	（期間）	サービス内容	※1	サービス種別	※2	頻度	期間

※1 「保険給付の対象となるかどうかの区分」について、保険給付対象内サービスについては○印を付す。
※2 「当該サービス提供を行う事業所」について記入する。

第2表　居宅サービス計画書（2）

厚生労働省老健局認知症施策・地域介護推進課：「介護サービス計画書の様式及び課題分析標準項目の提示について」の一部改正について，（別紙）居宅サービス計画書標準様式及び記載要領，令和3年3月31日，https://www.mhlw.go.jp/content/000764680.pdf （最終アクセス日：2024/8/21）

第5章　地域包括ケアを支える多職種・多機関の協働

第3表　週間サービス計画表

第3表									
利用者名　　殿								作成年月日　年　月　日	

		月	火	水	木	金	土	日	主な日常生活上の活動
深夜	0:00								
	2:00								
	4:00								
早朝	6:00								
	8:00								
午前	10:00								
	12:00								
午後	14:00								
	16:00								
	18:00								
夜間	20:00								
	22:00								
深夜	24:00								

週単位以外のサービス	

第3表　週間サービス計画表

厚生労働省老健局認知症施策・地域介護推進課：「介護サービス計画書の様式及び課題分析標準項目の提示について」の一部改正について，（別紙）居宅サービス計画書標準様式及び記載要領，令和3年3月31日，https://www.mhlw.go.jp/content/000764680.pdf（最終アクセス日：2024/8/21）

第4表　サービス担当者会議の要点

第4表	サービス担当者会議の要点	作成年月日　年　月　日
利用者名　　　　殿		居宅サービス計画作成者（担当者）氏名
開催日　年　月　日　開催場所　　　　開催時間　　　　開催回数		

会議出席者	所属（職種）	氏名	所属（職種）	氏名	所属（職種）	氏名
利用者・家族の出席 本人：【　】 家族：【　】 （続柄：　） ※備考						

検討した項目	
検討内容	
結論	
残された課題 （次回の開催時期）	

第4表　サービス担当者会議の要点

厚生労働省老健局認知症施策・地域介護推進課：「介護サービス計画書の様式及び課題分析標準項目の提示について」の一部改正について，（別紙）居宅サービス計画書標準様式及び記載要領，令和3年3月31日，https://www.mhlw.go.jp/content/000764680.pdf（最終アクセス日：2024/8/21）

第5表 居宅介護支援経過

厚生労働省老健局認知症施策・地域介護推進課：「介護サービス計画書の様式及び課題分析標準項目の提示について」の一部改正について，（別紙）居宅サービス計画書標準様式及び記載要領，令和3年3月31日，https://www.mhlw.go.jp/content/000764680.pdf（最終アクセス日：2024/8/21）

第6表 サービス利用票

厚生労働省老健局認知症施策・地域介護推進課：「介護サービス計画書の様式及び課題分析標準項目の提示について」の一部改正について，（別紙）居宅サービス計画書標準様式及び記載要領，令和3年3月31日，https://www.mhlw.go.jp/content/000764680.pdf（最終アクセス日：2024/8/21）

第5章 地域包括ケアを支える多職種・多機関の協働

第7表　サービス利用票別表

作成年月日　年　月　日

区分支給限度管理・利用者負担計算

事業所名	事業所番号	サービス内容/種類	サービスコード	単位数	割引後率%	割引後単位数	回数	サービス単位/金額	給付管理単位数	種類支給限度基準を超える単位数	種類支給限度基準内単位数	区分支給限度基準を超える単位数	区分支給限度基準内単位数	単位数単価	費用総額(保険/事業対象分)	給付率(%)	保険/事業費請求額給付額	定額利用者負担単価金額	利用者負担(保険/事業対象分)	利用者負担(全額負担分)

区分支給限度基準額（単位）　　　合計

種類別支給限度管理

サービス種類	種類支給限度基準額（単位）	合計単位数	種類支給限度基準を超える単位数	サービス種類	種類支給限度基準額（単位）	合計単位数	種類支給限度基準を超える単位数
訪問介護				短期入所生活介護			
訪問入浴介護				短期入所療養介護			
訪問看護				長期対応型訪問介護			
訪問リハビリテーション				認知症対応型通所介護			
通所介護				認知症対応型共同生活介護			
通所リハビリテーション				合計			
福祉用具貸与							

要介護認定期間中の短期入所利用日数

前月までの利用日数	当月の計画利用日数	累積利用日数

第7表　サービス利用票別表

厚生労働省老健局認知症施策・地域介護推進課：「介護サービス計画書の様式及び課題分析標準項目の提示について」の一部改正について，（別紙）居宅サービス計画書標準様式及び記載要領，令和3年3月31日，https://www.mhlw.go.jp/content/000764680.pdf（最終アクセス日：2024/8/21）

復習シート

第5章
地域包括ケアを支える多職種・多機関の協働
3. 居宅介護支援

振り返りポイント
居宅介護支援事業について理解することができる。

復習内容

1 | 居宅介護支援事業の特徴と役割について記述してみよう。

2 | 「介護支援専門員」と「主任介護支援専門員」の違いを記述してみよう。

第5章-4

地域包括ケアを支える多職種・多機関の協働
4. 地域包括ケアにおける重層的支援

本章では、地域共生社会を目指すなかで高齢者向けの地域包括ケアシステムから、年代や状態を問わない包括的なサービス提供へと発展している。

また、地域包括支援センターの機能や役割を確認する。これは、複雑な課題を抱える住民のための地域づくりから個別支援までを包含している。

さらに、地域共生社会を実現するための実践について学ぶ。この過程では、職種を超えた連携によるサービス提供の重要性を理解する。

予習シート

第5章
地域包括ケアを支える多職種・多機関の協働
4. 地域包括ケアにおける重層的支援

ねらい
生活を支える地域包括ケアの理解を深める。

予習内容

1 地域包括支援センターを利用する対象の特徴を記述してみよう。

2 地域包括支援センターで働く専門職を記述してみよう。

Ⅰ 地域包括支援センターの機能と業務

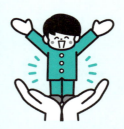

1 地域包括支援センターの概要

　地域包括支援センターは、日常生活圏域（人口2万～3万人程度の規模の地域で、具体的には中学校区）ごとに設置され、おおむね30分以内に必要なサービスを提供できる体制を整えている。主な地域支援事業[1]として、包括的支援事業と介護予防・日常生活支援総合事業（介護予防支援）がある[2]。

2 利用者の特徴

❶ 利用者の概要
　地域包括支援センターの主な利用者は以下のとおりである。
- 65歳以上の地域在住高齢者
- 支援にかかわる人々
- 要介護認定の申請代行を希望する地域住民

❷ 主な利用者層
　センターを利用する高齢者は、主に次の3つのカテゴリーに分類される。
1. 介護保険で要支援1、2に該当する高齢者
2. 介護保険非該当の高齢者
3. 居宅介護支援事業所で対応が困難になった高齢者

❸ ケアプラン作成の現状
　介護保険制度の利用者支援は、本来、居宅介護支援事業所が担当するのが基本である。しかし、現在の移行措置により、要支援1、2の利用者のケアプランを地域包括支援センターで作成しているケースが多い。

3 設置主体と運営方法

1 設置主体

地域包括支援センターの設置主体は、市町村（特別区、一部事務組合、広域連合等を含む）である。また、介護保険法第115条の46第1項に基づき、包括支援事業の委託を受けた者（医療法人、公益法人、社会福祉法人など）も、市町村からの委託を受けてセンターを設置できる。

2 運営方法

地域包括支援センターの運営方法は、以下の3つに分類される。
1. 直営型：市町村が直接運営
2. 委託型：保険者である市町村の委託を受けて運営
3. 直営と委託型の混在：単数や複数の委託が混在する形で構成

地域包括支援センターは、これらの設置主体と運営方法に基づいて、基幹型と機能強化型の2種類の機能に分かれて稼働している（表5-4-1）。

4 配置される職種

1 基本的な職員配置

地域包括支援センターには、介護保険の第1号被保険者数が3000〜6000人未満ごとに、以下の専門職を各1名以上配置する。
- 保健師
- 社会福祉士
- 主任介護支援専門員

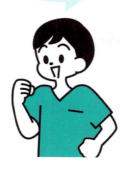

センターには基幹型と機能強化型があって、それぞれ役割が違うんだね

表5-4-1 地域包括支援センターの種別と機能

種別	機能
基幹型	基幹的な役割を担い、センター間の総合調整や介護予防ケアマネジメントおよび地域ケア会議などの後方支援などの機能を有するセンター
機能強化型	権利擁護業務や認知症支援などの機能を強化し、当該分野においてほかのセンターを支援するセンター

厚生労働省：地域包括支援センターの設置状況　https://www.mhlw.go.jp/content/12300000/001236442.pdf （最終アクセス日：2024/8/24）より作成．

表 5-4-2　地域包括支援センターに配置されている職種

	職種	注意事項
包括的支援事業	保健師 社会福祉士 主任介護支援専門員	・小規模市町村の場合の例外措置あり ・この基準は最低基準であり、基準を満たし、担当する専門知識を有すれば、包括的支援事業に従事することが可能
介護予防支援	保健師 介護支援専門員 社会福祉士 経験ある看護師 3年以上経験の社会福祉主事	・介護予防支援業務に従事するためには、いずれかの資格を有することが必要

2 職種配置の目的

この多職種配置（表5-4-2）は、地域包括ケアシステムの実施を推進するなかで、各職種の専門的知識と技術を活用し、対象者の多様なニーズを多方面から支援することを目指している。

5 地域包括支援センターの基本機能と業務内容

1 地域包括支援センターの基本機能

地域包括支援センターの基本機能は、「地域包括支援体制」の実現を目指す4つの機能がある[3]。

1. 共通的支援基盤構築
2. 総合相談支援・権利擁護
3. 包括的・継続的ケアマネジメント支援
4. 介護予防マネジメント

2 地域包括支援ネットワークの構築

地域包括支援センターの運営には、以下の3つの視点が求められる[4]。

1. 公益性
2. 地域性
3. 協働性

これらの機能を十分に果たすには、「地域包括支援ネットワーク」の構築が重要である。

特に「協働性」の観点から、職員間の連携が重要になる。各職員が自分の担当業務を狭くとらえ、縦割りになることは避けるべきである。その代わりに、職員間で常に情報を共有し、互いの業

> **COLUMN**
>
> ## 地域包括ケアセンターの人員基準[5]
>
> ### ▍地域包括支援センターは「2枚看板」構造
> 　地域包括支援センターは、介護予防支援事業所としての指定も受けており、包括的支援事業と介護予防支援業務（予防給付のケアマネジメント）の「2枚看板」構造となっている。
>
> ### ▍人員基準の特徴
> 　そのため、人員基準は以下の基準を両方満たす必要がある。
> 　1 包括的支援事業に係る基準
> 　2 介護予防支援に係る基準
> 　したがって、通常は3職種の配置だけでは不十分であり、介護予防支援を実施するための追加職員が必要となる。
>
> ### ▍業務の分担
> 　業務の分担としては、専門職が主要な支援業務を担当し、書類整理や報酬請求事務などの事務処理作業は非専門職でも実施できる。

表 5-4-3　地域包括支援センターの基本機能

①	共通的支援基盤構築の機能	・地域に、総合的、重層的なサービスネットワークを構築すること
②	総合相談支援・権利擁護の機能	・住民の相談を総合的に受け止めるとともに、訪問して実態を把握し、必要なサービスにつなぐこと ・虐待の防止など住民の権利擁護に努めること
③	包括的・継続的ケアマネジメント支援の機能	・住民に対し包括的かつ継続的なサービスが提供されるよう、地域の多様な社会資源を活用したケアマネジメント体制の構築を支援すること
④	介護予防マネジメントの機能	・介護予防事業、新たな予防給付が効果的かつ効率的に提供されるよう、適切なマネジメントを行うこと

独立行政法人福祉医療機構：地域包括支援センター運営の基本方針，介護保険制度の改正の考え方，地域包括支援センター業務マニュアル　https://www.wam.go.jp/wamappl/bb05kaig.nsf/0/79ea61ddf2ef4633492570dc0029d9a8/$FILE/m-1-1.pdf （最終アクセス日：2024/8/14）より作成．

務の理念や基本的な骨格を理解することが求められる。これにより、連携・協働の事務体制を構築し、地域包括支援センターの業務全体を「チーム」として支えていくことができる（表5-4-3）。このチームアプローチこそが、センターの効果的な運営につながるのである。

COLUMN

二次予防事業

二次予防とは、活動性や生活機能が低下して要介護状態となるおそれの高い高齢者を早期に発見(把握)して早めに対処(介護予防プログラムを提供)することにより、要介護状態の発生をできる限り防ごうとするものである。なお、二次予防事業の参加者数として、高齢者人口のおおむね5％を目安としている。二次予防事業は4つに構成される(表5-4-4)。

表5-4-4 二次予防事業の種類と内容

種類	内容
対象者把握事業	・基本チェックリストを実施して二次予防事業の対象者を決定する ・必要に応じて検査などを行う
通所型介護予防事業	・対象者の通所により、介護予防に資するプログラムを実施し、自立した生活の確立と自己実現の支援を行う
訪問型介護予防事業	・保健師・歯科衛生士等が対象者の居宅を訪問して、生活機能に関する問題を総合的に把握・評価し、その上で必要な相談・指導ほか必要なプログラムを行う ・通所型介護予防事業につなげていく
二次予防事業評価事業	・介護保険事業計画で定めた目標値の達成状況等を検証する ・評価結果に基づいて事業の実施方法等を改善する

介護予防マニュアル改訂委員会:介護予防マニュアル改訂版、第Ⅰ章 介護予防について、https://www.mhlw.go.jp/topics/2009/05/dl/tp0501-1_01.pdf(最終アクセス日:2024/9/12)より引用.

3 地域包括支援センターの業務内容

地域包括支援センターの主な業務は以下の4つ(表5-4-5)で、これらの事業は以下のように位置づけられている。

1 総合相談支援
2 権利擁護　　　　　　　　　　　　　　　　包括的支援事業
3 包括的・継続的ケアマネジメント支援
4 介護予防ケアマネジメント　　　　　　　　　その他

主には総合相談支援が多くを占めている。権利擁護や包括的・継続的ケアマネジメント、介護予防ケアマネジメントとしての業務も多岐にわたる。利用者の生活を整えることが非常に難しい困難事例に対して、地域で取り組む事例もある。

6 地域包括支援センターの支援のプロセス

地域包括支援センターにおける支援の入り口は総合相談支援業務である。相談者の相談内容を包括的に聞き取り、相談内容の種

表 5-4-5　地域包括支援センターの必須事業

		内容
包括的支援事業	①総合相談支援業務	・地域に暮らす高齢者のための医療・介護・福祉の総合相談窓口として機能している。高齢者が地域で安心して暮らしていくには、どのような支援が必要か、相談者の状況を把握する ・必要な支援各種相談を幅広く受付けて、適切なサービスにつなげる
	②権利擁護業務	・権利侵害など受ける可能性がある高齢者を守るため、権利侵害の予防に働きかける ・具体的には、虐待防止と対応、詐欺・消費者被害の防止と対応、成年後見制度の活用促進などを行う
	③包括的・継続的ケアマネジメント支援業務	・地域の高齢者が継続的にケアマネジメントを受けられるように、介護支援専門員のサポートを行う ・また、高齢者の状況の変化に応じ、継続的なケアマネジメントを行う ・具体的には、介護支援専門員のサポート、地域ケア会議の開催などがあげられる
介護予防支援事業 （④介護予防ケアマネジメント）		・介護予防支援：要支援者に対するケアプランの作成（ケアマネジャー事業所への委託が可能） ・介護予防ケアマネジメント：二次予防事業対象者（旧特定高齢者）に対する介護予防ケアプランの作成などを行い、本人の意思に基づき、地域の介護予防資源（健康教室など）につなげる

表 5-4-6　相談者、相談機関の例

個人	高齢者本人（要介護、要支援、二次予防事業、自立）、高齢者の家族や親族、近隣の住民、民生委員など
非制度的団体	自治会、老人クラブ、婦人会、商工会、ボランティアグループ、薬局、コンビニエンスストアなど
制度的団体	行政機関、介護サービス事業者、医療機関、社会福祉協議会、警察署、消防署など

類により権利擁護業務、包括的・継続的ケアマネジメント支援業務、介護予防ケアマネジメント業務で対応する。

1 総合相談支援業務

①業務の概要

　地域包括支援センターのすべての事業は、総合相談（業務）から始まる。地域住民の相談を受け止め、適切な制度、サービスにつなぎ、必要に応じ地域包括支援センターの業務に継続する（表 5-4-6）。

②ネットワーク構築

　日々の活動を通じた地域の様々な関係機関との連携や、会議などを通じて地域包括支援ネットワークを構築し、情報の共有や連携を図る業務も行っている。

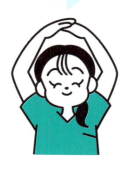

センターの特徴は公共性、地域性、協働性の3つなんだね

COLUMN

地域包括支援センターにおけるチームアプローチ

地域包括支援センターには、自身の悩みや家族関係、ご近所トラブルまで様々な相談が寄せられる。これらの悩みや課題を業務別に仕分けて専門の課題のみに対応すると、問題が生じる。専門の狭間に置かれ、抜け落ちる課題も出てくる。そうなると、高齢者全体を見て継続的に一貫した支援を行う「地域包括ケア」が提供されているとはいえない。

効果的なアプローチとして、それぞれの専門職が縦割りで業務を行うのではなく、対象の情報共有や相互の助言を通じて連携することが重要である。各職員が支援の目標に向かって協力して対応することが、地域包括支援センターにおける「チームアプローチ」へとつながる。

各職種には得意不得意があり、得意なケースの責任者になることもある。しかし、各専門職がすべての業務を担当できるようにすることで、包括的に高齢者を支えているという意識で職務に従事できる。

CASE

地域包括支援センターの実践例

X地域包括支援センターは、主任介護支援専門員、保健師、社会福祉士、認知症地域支援推進員、事務の5名が常勤で勤務していた。

ある朝Aさんの絵画教室の生徒から電話相談があった。「一人暮らしのA先生の言動がおかしいです。お金がなくなるとか、鍵が盗まれるとか言い出して、"お前が盗んだのか"と詰問されました」という内容であった。

保健師が絵画教室を訪問し、「一人暮らしで困っていることはないですか」と尋ねた。Aさんは「物がなくなるけど、だれかが盗むようでもなくて、考えていると頭がもやもやする」と答えた。

保健師が内科受診をすすめた結果、Aさんはアルツハイマー型認知症と診断され、内服治療が始まった。

地域包括支援センターの主任介護支援専門員が介護保険の認定申請を手配した。また、認知症地域支援推進員の働きかけで、Aさんは週に1度デイサービスを利用するようになった。そこで内服状況の確認と認知症予防体操を受けた。

Aさんは絵画教室を閉じたものの、教室スペースを何かに役立てたいと考えた。認知症地域支援推進員に相談し、「認知症カフェ」の場所として提供することにした。その後、Aさんは毎週の認知症カフェで、デイサービスで覚えた認知症予防体操を披露したり、参加者と一緒に趣味の絵画を楽しんだりしている。

③早期発見・対応
　来所や電話相談以外にも、地域住民からの連絡や単身・高齢者世帯を中心とした訪問で、地域の高齢者の心身の状況や家庭環境などを把握する。これにより、地域の課題やニーズを発見するなど早期に対応している。

④認知症支援
　また、認知症やその家族にかかわり、早期診断・早期対応に向けた支援体制を構築するなどの業務を行っている。

⑤相談窓口としての役割
　地域包括支援センターは、住民や家族から寄せられた相談を受けて、適切な窓口へとつなぐための重要な役割も担っている。要介護認定の申請、認知症や身体機能の低下に関する不安など、多岐にわたる相談を受け付けている。

⑥多様な相談対応の方法
　電話や窓口での相談や、状況によっては職員が自宅を訪問して相談を受けることもできる体制を整えている。相談を受けた職員は、それぞれの状況に適した対処法を検討し、利用すべきサービスへと結びつける。

⑦遠距離家族への対応
　遠くで暮らす家族の暮らしについても、当事者が住んでいる地域の包括支援センターに連絡相談すると、職員が必要に応じて自宅を訪問し適切な対応をする。
　地域包括支援センターに相談することで、あらゆるサービスの調整まで可能になるワンストップサービス拠点としての機能を果たす。

⑧総合相談支援業務のプロセス
　総合相談支援業務のプロセス（図5-4-1）は、相談受付（スクリーニング）から始まり、課題の明確化、行動計画の作成と実行、各業務への移行を経て終結に至る。ただし、相談内容や課題によっては、情報提供のみで終結する場合や、多機関等を紹介してフォローアップを行う場合もある。また、相談受付や課題の明確化の後に直接各業務に移行することもある。

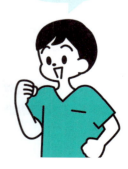

センターは相談窓口としての役割も大切なんだ

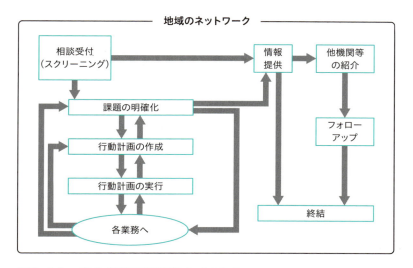

図 5-4-1　総合相談支援業務のプロセス

一般財団法人長寿社会開発センター：総合相談支援業務，地域包括支援センター運営マニュアル2012―保険者・地域包括支援センターの協働による地域包括ケアの実現をめざして―，平成24年3月，p.63．より転載．

⑨ **プロセスの特徴**

　これらの段階は独立しているわけではなく、常に並行して、また循環的に行われている。相談受付時のスクリーニングを適切に行うために、相談者の話を遮らずに傾聴し、相談者の行為を認めて、不安に対応する姿勢が重要である。

2　権利擁護業務

①権利擁護業務の背景

　高齢者などが地域生活に困難を抱えた場合、地域の住民、民生委員、介護支援専門員などがその支援にかかわり、適切な介護保険サービス等を利用して生活の維持を目指す。しかし、実際には問題を抱えたまま生活している場合がある。

②具体的な問題事例

　以下の事例では、介護保険のサービス利用だけでは解決できない複数の問題を内包していることがある。

1 独居等の認知症高齢者など、世帯内に適切な意思決定をできる人がいない場合
2 虐待やリフォーム詐欺など、他者からの権利侵害が疑われる場合
3 近隣住民とのトラブルがある場合
4 福祉サービスの利用や周囲からの支援を自ら拒否している事例

5 世帯内にアルコール疾患や精神障害などをもつ者が同居している場合

複雑な問題を抱えている対象に対して適用できるサービスがないなど、制度の「はざま」に入っている困難な事例への調整が必要となる。

③権利擁護業務の目的と実施主体

地域包括支援センターの権利擁護業務は、困難な状況にある対象者が自らの権利を理解し、行使できるよう支援することを目的とする。この業務は市町村の責任によって行われる。

④権利擁護業務を行う者の姿勢

権利擁護業務を行う者は、個人の権利や生きることの尊重を理解し、専門性に基づいた支援を行う必要がある（表5-4-7）。

３ 包括的・継続的ケアマネジメント支援業務

利用者が住み慣れた地域で暮らすことができるよう、主治医、介護支援専門員との多職種協働と、地域の関係機関との連携により包括的・継続的なケアマネジメントを行う（表5-4-8）。この業務は介護支援専門員の後方支援を目的としている。

①主な業務内容

1 包括的・継続的な体制の構築
2 地域における介護支援専門員のネットワークの活用
3 日常的個別指導・相談
4 支援困難事例などへの指導・助言
5 その他の関連業務

表5-4-7　権利擁護業務を行ううえでの視点

①地域からもたらされる広範な相談や情報から判断して緊急性が高いと思われる場合には、迅速に支援すること
②必要に応じて訪問（アウトリーチ）による実態把握や状況確認を行うこと
③生活全体を視野に入れ、一つのサービスや制度の適用のみでなく、それらの間をつないだり、必要な社会資源を開発したりすることを含め、幅広い観点からの支援を行うこと
④地域の実情に応じた連携とネットワークにより、できる限り社会資源を有効利用すること
⑤一人ひとりの生きる力を引き出す（エンパワーメント）対人支援を行うこと

表 5-4-8 包括的・継続的ケアマネジメント支援業務

①包括的・継続的な体制の構築	施設・在宅を通じて医療機関を含めた関係機関との連携体制を構築し、地域の介護支援専門員と関係機関の連携を支援する。介護支援専門員が、地域の健康づくりや交流促進のためのサークル活動、老人クラブ活動、ボランティア活動など介護保険サービス以外の地域における様々な社会資源を活用できるよう、地域の連携・協力体制を整備する
②地域における介護支援専門員のネットワークの活用	地域の介護支援専門員の日常的な業務が円滑に進むための支援として、介護支援専門員の相互の情報交換などを行う場を設定するなど、介護支援専門員のネットワークを活用する
③日常的個別指導・相談	地域の介護支援専門員に対する個別の相談窓口を設置し、日常的業務の実施に関し、ケアプランの作成技術を指導し、サービス担当者会議の開催を支援するなど、専門的な見地からの個別指導、相談への対応を行う。また、地域の介護支援専門員の資質の向上を図る観点から、必要に応じて、地域包括支援センターの各専門職種や関係機関とも連携のうえ、事例検討会や研修の実施、制度や施策などに関する情報提供を行う
④支援困難事例などへの指導・助言	地域の介護支援専門員が抱える支援困難事例について、適宜、地域包括支援センターの各専門職種や地域の関係者、関係機関との連携のもとで、具体的な支援方針を検討し、指導・助言などを行う
⑤その他	地域包括支援センターにおいて実施する新予防給付に関するケアマネジメントおよび介護予防事業に関するケアマネジメントと、介護支援専門員が行う介護給付のケアマネジメント相互の連携を図る

4 介護予防ケアマネジメント業務

介護予防ケアマネジメント業務の目的は、利用者が住み慣れた地域で安心して生活を続けられるよう支援することである。

①基本方針

この支援では、本人ができることは極力自分で行うことを基本とする。同時に、利用者と共にできることを見つけ出し、主体的な活動と参加意欲を高めることを目指す。

②具体的な目標設定

サービス提供期間を定め、その期間内にどのような生活行為ができるようになるかという具体的な目標を明確にする。

③支援計画の作成

個々の高齢者の心身の状況や生活環境、機能低下が生じた原因に応じた総合的かつ効果的な支援計画を作成する。

④サービス提供と評価

必要なサービスを確保し、一定期間経過後には目標の達成状況を評価する。その結果に基づき、必要に応じて計画の見直しを行う。

⑤地域資源の活用

地域における健康づくりや交流促進のためのサークル活動、老人クラブ活動、ボランティア活動など、介護保険以外の様々な社会資源も積極的に活用する。

⑥継続的なケアマネジメント

要支援・要介護の非該当者から要支援者に至るまで、連続的で一貫したケアマネジメントを行うよう留意する。

COLUMN

介護保険法と制度の変遷

介護保険制度は、高齢化の進展や社会情勢の変化に応じて、継続的に見直しと改善が行われてきた。表5-4-9は、主要な変更点と特徴をまとめたものである。

表5-4-9　介護保険法と制度の変遷

年	内容
1997（平成9）年	介護保険法成立
2000（平成12）年	介護保険制度の開始 ・第1、2号被保険者 ・要介護認定（1-5区分） ・介護支援専門員 ・居宅介護支援事業所 ・居宅介護サービス事業所
2005（平成17）年	介護保険法の改正
2006（平成18）年	介護保険制度改正（予防重視） ・予防給付（要支援） ・地域包括支援センター ・地域支援事業 ・地域密着型サービス
2012（平成24）年	介護保険制度改正（地域包括ケアシステムの実現） ・24時間対応の定期巡回・随時対応サービス ・介護福祉士や一定教育を受けた介護職員などによる痰の吸引などの実施 ・看護小規模多機能型居宅介護 ・定期巡回・随時対応型訪問介護看護
2015（平成27）年	介護保険制度改正 ・地域包括ケアシステムの構築が進む ・「医療介護総合確保推進法」と連動して、医療ニーズの高い在宅療養者や看取りを支えることを目的とした新しい地域密着型サービスが創設された
2020（令和2）年	介護保険法の改正（地域共生社会の実現）
2021（令和3）年	介護保険制度改正 ・地域住民の複雑化・複合化した支援ニーズに対応する包括的な福祉サービス提供体制を整備する観点から、市町村の包括的な支援体制の構築支援、認知症施策や介護サービス提供体制の整備、医療・介護のデータ基盤の整備の推進、介護人材確保および業務効率化の取り組みの強化が示された
2024（令和6）年	診療報酬と介護報酬の同時改定

Ⅱ 重層的支援体制整備事業

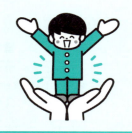

1 重層的支援体制整備事業とその生まれた背景[6]

① 社会福祉の課題と変化

日本の社会保障制度は、人生における典型的な課題の解決を目指し、対象者の属性やリスクごとに設計されてきた。現金・現物給付の提供や専門的支援体制の構築を通じて充実してきたが、近年、既存の制度では対応しきれない複合的な課題を抱える個人・世帯が増加している。社会的孤立、**8050問題**[7]、**ダブルケア問題**[8]、**ヤングケアラー問題**[9]などがその例である。

② 地域包括ケアの進化

このような社会変化に対応するため、地域包括ケアの概念が発展してきた。当初は主に高齢者支援に焦点を当てていたが、現在では難病患者、精神疾患患者、重症心身障害者（児）なども対象に含めるようになった。これは、複合的な課題をもつ療養者と地域住民が支え合う地域共生社会の実現を目指すためである。

③ 重層的支援体制整備事業の創設[10]

複雑な課題に対応するため、重層的支援体制整備事業が創設された。この事業は、市町村全体の支援機関・地域の関係者が連携し、継続的な支援体制を構築することをコンセプトにしている。「属性を問わない相談支援」、「参加支援」、「地域づくりに向けた支援」の3つの支援を一体的に提供することを必須にしている。

「多機関協働事業」と「継続的支援事業」によって、市町村全体の支援機関・地域の関係者がつながり続ける支援体制が構築されている（表5-4-10）。

KEYWORD
8050問題
親が80歳代、引きこもりを続けている子どもが50歳代となり、親の年金だけに頼った生活から親が病気や介護が必要になり、経済的な困窮が生じるという社会問題。

KEYWORD
ダブルケア問題
晩婚化・晩産化等を背景に、育児期にある者（世帯）が、親の介護も同時に担うことをいう。目の前のケアに追われ、自分の健康問題に目を向ける時間も気力もなくなり、介護者が仕事を辞め、さらに金銭的にも追い込まれていく現象が社会問題となっている。

KEYWORD
ヤングケアラー問題
本来大人が担うと想定されている家事や家族の世話などを日常的に行っていることにより、子ども自身がやりたいことができないなど、子ども自身の権利が守られていないと思われる子どもをヤングケアラーとして調査がされた。不登校などの学業の問題、社会的な孤立問題を抱えていることが報告されている。

表5-4-10　重層化支援体制整備における各事業

①包括的相談支援事業（社会福祉法第106条の4第2項第1号）
属性や世代を問わず包括的に相談を受け止める
支援機関のネットワークで対応する
複雑化・複合化した課題については適切に多機関協働事業につなぐ
②参加支援事業（社会福祉法第106条の4第2項第2号）
社会とのつながりをつくるための支援を行う
利用者のニーズを踏まえた丁寧なマッチングやメニューをつくる
本人への定着支援と受け入れ先の支援を行う
③地域づくり事業（社会福祉法第106条の4第2項第3号）
世代や属性を超えて交流できる場や居場所を整備する
交流・参加・学びの機会を生み出すために個別の活動や人をコーディネートする
地域のプラットホームの形成や地域における活動の活性化を図る
④アウトリーチなどを通じた継続的支援事業（社会福祉法第106条の4第2項第4号）
支援が届いていない人に支援を届ける
会議や関係機関とのネットワークの中から潜在的な相談者を見つける
本人との信頼関係の構築に向けた支援に力点を置く
⑤多機関協働事業（社会福祉法第106条の4第2項第5号）
市町村全体で包括的な相談支援体制を構築する
重層的支援体制整備事業の中核を担う役割を果たす
支援関係機関の役割分担を図る

CASE

重層型支援施設等の実践例

Y事業所の概要

　Y事業所は、地域共生社会構築の拠点として自治体独自に設置した施設である。医療、介護、介護予防、住まい、生活支援を包括的に行う。コミュニティ・ソーシャルワーカー、看護師、事務職の3名で構成されている。

　事業所は駅から5分程度の幹線道路沿いにあり、地域の住民が気軽に立ち寄れる場所として機能している。住民の世間話から生活の困り事に対して、必要に応じて助言や支援を行っている。

糖尿病教室の開催

　住民との対話から糖尿病教室の必要性を認識し、近隣の専門医と自治体保健師の協力を得て開催した。教室自体は盛況だったが、想定していた担当区域内の住民の参加が少なかった。

反省と今後の対策

　適切な広報活動ができていなかったことを反省し、所内でミーティングを実施。今後は近隣のスーパーマーケットと協力し、ターゲットとなる住民に確実に広報が届くよう工夫することを決定した。

2 権利擁護（地域ケア会議・虐待ケース会議）

1 法的根拠と目的

地域ケア会議は介護保険法第115条48に基づいて設置される。この会議は、介護予防・日常生活支援総合事業を効果的に実施するために、市町村が設置するよう定められている。会議の構成員には、介護支援専門員、保健医療および福祉の専門家、民生委員、その他の関係者や団体が含まれる。

2 主な役割

地域ケア会議の主な役割は、要介護被保険者等への適切な支援を図るため、地域における自立した日常生活に必要な支援体制について検討することである。具体的には以下の機能を果たす[11]。

1. 多職種による専門的視点での支援
2. 適切なサービスにつながっていない高齢者の支援
3. 介護支援専門員の自立支援型ケアマネジメントの支援
4. 個別ケースの課題分析を通じた地域課題の発見
5. 必要な資源開発や地域づくりの促進
6. 介護保険事業計画への反映など政策形成への貢献

3 運営体制

地域ケア会議は自治体が主導で設置する。小地域ケア会議や個別支援会議からの報告をもとに、共通のテーマを抽出して会議を実施する。また、専門部会からの事例提供があり、基幹型地域包括支援センターが委託型地域包括支援センターをバックアップしながら地域ケア会議が運営されている（表5-4-11）。

表 5-4-11 地域ケア会議の全体像

レベル	会議名	会議の概要	会議の機能 ①	②	③	④	⑤
市	地域ケア会議	関係機関の代表によるサービスの総合調整、地域課題の検討、ネットワーク構築		○	○	○	○
日常生活圏域	小地域ケア会議	開催テーマごとに行う課題の検討・共有など	○	○	○	○	
個別	個別支援会議	個別ケースの検討、地域課題の発見・共有	○	○	○	○	
専門	権利擁護部会	関係機関の連携に係る検討、権利擁護に関わる情報共有	○	○		○	○
	介護予防部会	介護予防マネジメントの精度を高めるための検討	○	○	○		
	医療介護連携部会	医療と介護の連携についての専門的な議論		○	○	○	

①：個別課題解決、②：ネットワーク構築、③：地域課題の発見、④：地域づくり・資源開発、⑤：政策形成

厚生労働省老健局：地域包括ケアの実現に向けた地域ケア会議実践事例集―地域の特色を活かした実践のために―、平成26（2014）年3月、p.31、https://www.mhlw.go.jp/content/12300000/001236558.pdf（最終アクセス日：2024/9/12）より引用．

CASE

地域ケア会議の実際例 [11]

ある地域ケア会議では、小地域ケア会議や個別支援会議からの報告をもとに認知症を共通テーマとして協議を続けた。そのなかで、独居高齢者の増加、地域住民の認知症理解不足、認知症専門医の不足、買い物難民の存在、高齢者の居場所不足など、認知症対策を進めるうえでの多くの障壁が明らかになった。

対策案の検討

これらの課題に対応するため、会議では様々な対策案が提示された。学校の空き教室を活用した認知症サポーター養成講座の開催、認知症専門相談の実施、関連研修の開催、認知症カフェの設置、子供食堂の全世代開放化などが提案された。

具体的事例の共有と課題の深掘り

会議では具体的な事例も報告された。たとえば、暗証番号を忘れてカードの再発行を繰り返す高齢者に対する銀行員の対応や、認知症高齢者の行動を制止する家族を虐待と誤解して通報した住民の事例などが共有された。これらの事例を通じて、認知症に対する理解不足が様々な問題を引き起こしていることが浮き彫りになった。

今後の取り組みの決定

これらの議論を踏まえ、認知症に対する理解促進と協力体制の構築が急務であることが確認され、当事者家族だけでなく地域住民や店舗店員など、幅広い層への啓発活動を計画することが決まった。この決定は、認知症対策における地域全体のアプローチの重要性を示すものとなった。

CASE

虐待ケース会議の実際例

Z自治体の取り組みの経緯

　Z自治体では、2005（平成17）年から「高齢者虐待防止ネットワーク」を設置し、高齢者虐待の予防・早期発見・再発防止に積極的に取り組んできた。この取り組みは、時代とともに進化を遂げている。

包括的な暴力対策への発展

　2013（平成25）年には、より包括的な暴力対策を目指して「暴力対策ネットワーク会議運営要綱」を制定した。この要綱は、「配偶者からの暴力」「児童虐待」「高齢者虐待」「障害者虐待」といった幅広い暴力問題に対する取り組みの実効性を高めることを目的としている。

虐待ケース会議の運営

　この新たな枠組みの下で、「虐待ケース会議」が設置された。この会議は6か月に1度開催され、Z自治体内の各地域包括支援センターから事例が提出され、対策が協議されている。

先進的な取り組み

　2021（令和4）年度の介護報酬改定で高齢者虐待防止の推進が示され、2024年（令和6）4月からはその実施が義務づけられることになった。しかし、Z自治体ではすでに長年の取り組みの蓄積があり、高齢者に限らず幅広い虐待問題に対応できる体制が整っている。

地域包括支援センターの役割拡大

　Z自治体の各地域包括支援センターでは、高齢者虐待だけでなく、「配偶者からの暴力」「児童虐待」「障害者虐待」についても、センター内の会議でケース検討が行われるようになっている。

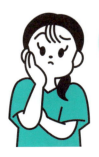

虐待ケース会議か……難しい問題だけど、みんなで力を合わせて解決するんだね

引用文献
1）地域包括支援センター運営マニュアル検討委員会編：地域包括支援センター運営マニュアル2訂，長寿社会開発センター，2018．p.59．
2）介護予防マニュアル改訂委員会：介護予防マニュアル改訂版，第1章　介護予防について，平成24年3月，https://www.mhlw.go.jp/topics/2009/05/dl/tp0501-1_1.pdf（最終アクセス日：2024/9/12）
3）一般財団法人長寿社会開発センター：地域包括支援センター業務マニュアル，平成23年6月，https://www.mhlw.go.jp/stf/shingi/2r98520000026b0a-att/2r98520000026b5k.pdf（最終アクセス日：2024/9/12）
4）一般財団法人長寿社会開発センター：地域包括支援センター業務マニュアル，第2節　地域包括支援センターの運営体制，平成23年6月，https://www.mhlw.go.jp/stf/shingi/2r98520000026b0a-att/2r98520000026b5k.pdf（最終アクセス日：2024/9/12）
5）厚生労働省：地域包括支援センターの人員基準，https://www.mhlw.go.jp/shingi/2010/06/dl/s0610-4a_0018.pdf（最終アクセス日：2024/9/12）
6）厚生労働省老健局：地域包括支援センター業務マニュアル，第2章　総合相談支援業務，平成17年12月19日，p.63．
7）渡辺尚子著，市村久美子，他編：ヘルスプロモーション〈新体系看護学全書別巻〉，2．学校における精神保健活動，メヂカルフレンド，2018，p.263．
8）株式会社NTTデータ経営研究所：平成27年度育児と介護のダブルケアの実態に関する調査報告書，内閣府男女共同参画局，平成28年3月，https://www.gender.go.jp/research/kenkyu/wcare_research.html（最終アクセス日：2024/9/12）
9）三菱UFJリサーチ＆コンサルティング：ヤングケアラーの実態に関する調査研究報告書（令和2年度子ども・子育て支援推進調査研究事業），令和3年3月，https://www.murc.jp/wp-content/uploads/2021/04/koukai_210412_7.pdf（最終アクセス日：2024/9/12）
10）厚生労働省：重層的支援体制整備事業について，https://www.mhlw.go.jp/kyouseisyakaiportal/jigyou/（最終アクセス日：2024/9/12）
11）厚生労働省老健局：地域包括ケアの実現に向けた地域ケア会議実践事例集；地域の特色を活かした実践のために，第2章　地域ケア会議の実践事例，平成26（2014）年3月，https://www.mhlw.go.jp/content/12300000/001236558.pdf（最終アクセス日：2024/9/12）

参考文献
1）河野あゆみ編：地域・在宅看護論，第6版〈新体系看護学全書〉，メヂカルフレンド社，2021．
2）臺有佳，他編：地域・在宅看護論①，地域医療を支えるケア〈ナーシンググラフィカ〉，改訂第7版，メディカ出版，2022．
3）河原加代子，他編：地域・在宅看護の基盤〈系統看護学講座 専門分野，地域・在宅看護論1〉，第6版，医学書院，2022．
4）太田貞司・森本佳樹：地域包括ケアシステム；その考え方と課題〈地域ケアシステム・シリーズ①〉，光生館，2011．
5）石垣和子，他編：地域・在宅看護論Ⅰ　総論〈看護学テキストNiCE〉，改訂第3版，南江堂，2024．

復習シート

第5章
地域包括ケアを支える多職種・多機関の協働
4．地域包括ケアにおける重層的支援

振り返りポイント
地域包括支援センターと重層的支援体制整備事業について理解することができる。

復習内容

1 | 地域包括支援センターの特徴について記述してみよう。

2 | 重層的支援体制整備事業の特徴について記述してみよう。

第5章-5

地域包括ケアを支える多職種・多機関の協働

5. 在宅医療と看護

在宅医療は、地域包括ケアの中で重要な役割を果たしている。特に、生命維持を中心とした医療専門職の活動が不可欠である。本章では、地域における医療と看護の実践について詳しく説明する。

予習シート

第5章
地域包括ケアを支える多職種・多機関の協働
5. 在宅医療と看護

ねらい
「暮らしの場」で行われる医療と看護の理解を深める。

予習内容

1 | 在宅医療・在宅看護と聞いて、思い浮かぶことは何だろうか？
　　記述してみよう。

2 | 在宅で受ける医療や看護にどのようなことを望むだろうか？
　　記述してみよう。

Ⅰ 在宅医療

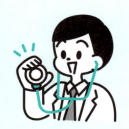

1 在宅医療の定義と役割

　在宅医療は、地域で生活する障害者や様々な疾患を抱えた療養者の健康と生活を、医療の面から支えることである。これは「地域包括ケアシステム」の「医療」に該当する。療養者や家族の思いを尊重しつつ、介護や福祉と連携しながら発展していく分野である。

2 在宅医療に関わる多職種

　在宅医療の現場では、医師だけでなく多くの専門職が活躍している。たとえば、以下のような職種が療養生活を支えている。
- 歯科医師
- 薬剤師
- 看護師
- 介護福祉士
- 理学療法士
- 作業療法士
- 言語聴覚士
- 管理栄養士
- 栄養士
- 社会福祉士

3 在宅医療の目的

❶ 厚生労働省の示す目的と特徴
　厚生労働省の資料によると、在宅医療の目的は以下のように定義されている[1]。

> 主として患者宅における適切な医療提供を通じて、可能な限り患者の精神的・肉体的な自立を支援し、患者とその家族のQOL（生活の質）の向上を図ること

在宅医療の特徴は、地域で生活している人々の望む生活を支え、日常生活を多職種のチームで支援することにある。

2 病院医療との違い

在宅医療は、病院での治療とは一線を画している。病院では「治す」ことを最優先するが、在宅医療ではそれとは異なるアプローチをとる。病院では「患者」という表現が一般的だが、本章では「療養者」という表現を用いる。これは、在宅医療の特性をより適切に反映するためである。

4 在宅医療の歩み

在宅医療の発展は、以下のような段階を経て進んできた。

- 往診の時代。長年、在宅医療は急性期疾患に対する医師の往診が中心だった。
- 1986（昭和61）年：訪問診療の保険適用。医師が在宅療養者を定期的に訪問する「訪問診療」が、保険診療での費用請求の対象となった。この時期は、医療の提供が不定期で、緊急時対応が主な役割だった。
- 2000（平成12）年：介護保険制度の施行。医師や看護師に加え、歯科医師や薬剤師なども訪問するようになった。多職種連携が進み、より包括的なケアが提供できるようになった。
- 2006年（平成18）：在宅療養支援診療所の制度化。24時間対応可能な「在宅療養支援診療所」の届出が義務化された。
- 2012（平成24）年：**機能強化型在宅療養支援診療所**の創設。在宅医療の更なる充実が図られた。

これらの変遷を通じて、在宅医療は徐々に制度化され、サービスの幅も広がってきた。現在も、在宅医療の充実に向けた取り組みが続いている。

KEYWORD

機能強化型在宅療養支援診療所
24時間の連絡や往診体制、緊急入院体制が整っていることや、看取りについて実績があるなど、厳しい基準をクリアした診療所。

5 在宅医療の支援の概要

1 支援の概要

①多様な医療管理の必要性
在宅における医療管理は、薬剤管理だけでなく、在宅酸素療法、経管栄養法、在宅人工呼吸療法など、様々な医療管理を必要とする。

②医療機器導入時の配慮事項
特に医療機器導入の際は、医療機器の管理方法、日常生活への影響、必要物品など多様であることに加え、療養者のセルフケア能力やそれぞれの家庭の介護力に合わせ個別に対応し、療養者自身の望まない生活にならないようにしていくことが重要である。

③在宅環境と病院環境の違い
病院と同じ環境ではないため、同じ治療を継続すること、最先端の治療を受けること、緊急時の対応などが困難な場合もある。

2 支援の特徴

ここでは共有意思決定支援、多剤併用支援、生活を考慮した医療について述べる。

①共有意思決定支援
服薬や医療機器の導入では、医療者側からの一方的な説明では不十分である。医療者と療養者・家族が共に意思決定を行う**共有意思決定**支援が望ましい[2]。お互いが情報を共有しながら、様々な選択肢のメリットとデメリット、選択の価値基準を理解することで、療養者や家族が納得した治療が受けられる。

特に、がん末期の場合は重要である。療養者だけでなく家族の意向も重視し、お互いが納得できる決定プロセスを踏む。これは、残された遺族の再出発にも大きく影響する場合がある。

最近では、多職種グループによる共有意思決定改善のための評価指標が作成され、その活用方法の教育も進みつつある[3〜5]。

②多剤併用（ポリファーマシー）支援
高齢者は複数の慢性疾患を有する場合が多く、多剤併用（poly-

> **KEYWORD**
> **共有意思決定（Shared decision making；SDM）**
> 療養者と医療やケアの専門職の2名以上の人が協力し、意思決定を行うプロセス。

pharmacy;ポリファーマシー)となりやすい。これにより、飲み間違いや飲み忘れなど、服薬管理上の問題が生じやすくなる。また、確実に服薬させるための介護者の手間や精神的負担も大きい。

「高齢者の安全な薬物療法ガイドライン2015」では、多剤併用の場合5〜6種類以上の服薬で有害事象や転倒が増加するため、6種類以下に抑えることが妥当としている[6]。

特に後期高齢者は、加齢による変化で以下のような服薬の障害が出ることがある。
- 認知能力の低下により正しく服薬できない
- 難聴により説明への理解が不足する
- 手指の障害により薬剤を取りこぼす

これらの点を考慮し、薬剤だけでなく治療やケアの限界を見きわめる必要がある。安全で快適に継続できることに着目し、ケアをシンプルにしていくことが重要である。

③生活を考慮した医療

病院での医療は、治療に特化した場所で主に「治す医療」が行われる。一方、在宅医療は生活の場に入り込み、その人が望む生活を送る支援をする。

地域で生活する療養者の価値観は、療養者本人だけでなく家族も含んだものである。ありのままの生活を理解し、療養者と家族の生活を考えながら医療を提供することが望まれる。

また、療養者の「生活」を医療職それぞれの視点からよみとらえると偏りが生じることもある。そのため、介護や福祉の視点からの意見も取り入れ、かかわることが重要である。

6 在宅医療における多職種連携

1 相補的自立性のある連携

在宅での医療や介護は、各職種が単独で実施することが多い。それぞれが自立して医療や介護を担当しているが、効果的な協働のためには以下の点が重要である。
- 十分な情報交換
- 問題提起
- 問題解決に向けた協議

これらのプロセスを通じて、各職種が互いの専門性を補い合い

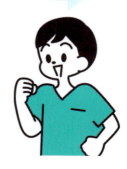

医療機器の管理や緊急時の対応など、いろいろな支援が必要なんだね

ながら自立して機能する。この関係性を「**相補的自立性**のある連携」とよぶ。

2 在宅医療診診連携

在宅医療において診療所の医師数が少ない場合、担当医の負担が大きくなる。この問題に対処するため、複数の診療所の医師が連携する「在宅医療診診連携」が行われている。

この連携では、主治医が不在の場合などにバックアップ体制を整える。地域の事情に合わせて様々な方式で活動が行われ、医師の心理的・体力的負担を軽減している[7]。

3 情報通信技術を活用した連携

療養者情報を電子データ化し、情報通信技術を用いて共有するシステムの構築が全国各地で進んでいる。このシステムには以下の特徴がある。

1. いつでもどこでも電子データにアクセス可能
2. 病状への対応だけでなく、連絡事項等も含めた情報共有
3. 各専門職が自分のタイミングで情報収集や意見交換が可能

このシステムは、療養者にかかわる専門職のLINEグループのようなイメージである。

- 利点：療養者にかかわる専門職間での情報共有が容易
- 課題：情報漏洩のリスクがあり、高いセキュリティが必要

このような情報通信技術の活用により、在宅医療分野でも**DX**の取り組みが進められている。これにより、より良質な医療やケアの提供が可能となり、社会生活が変化しつつある[8]。

KEYWORD
相補的自立性
各職種が独立性を保ちつつも、他の職種と協力して患者のケアにあたる。情報や意見を共有し、それぞれの視点から問題に取り組むことで、より包括的で効果的なケアを提供できる。

KEYWORD
DX
「Digital Transformation（デジタルトランスフォーメーション）」の略称で、デジタル技術によってビジネスや社会、生活のスタイルが変革されることを指す。

Ⅱ 在宅看護

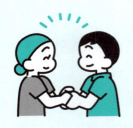

在宅看護とは、疾病や障害をもった人々が住み慣れた地域（居宅など）で、望むQOLを維持・向上させるのための看護活動である。

「訪問看護」という用語もあるが、これは看護師が患者の生活の場に赴くという方法を強調した言葉である。本章では、在宅看護と訪問看護をほぼ同意語として用いる。

1 在宅看護の目的

在宅看護の目的は以下のとおりである。
- 疾病や障害をもつ人々の望むQOLの維持・向上
- 保健・医療・福祉サービスと連携した療養生活の支援

在宅看護は主に訪問看護ステーションの**訪問看護師**が提供する。その場面は広がりつつあり、以下が含まれる。
- 療養者の自宅
- 病院の外来
- 通所介護施設
- サービス付き高齢者住宅
- 有料老人ホーム

在宅看護は医療管理（医療機器や薬剤の管理等）が必要な療養者に導入される。医療管理を必要としていない場合にも、日常生活への支援、セルフケアへの支援、精神的支援、家族支援などで導入される場合が多い。

> **KEYWORD**
> **訪問看護師**
> 療養者宅などを訪問し、療養上の世話や診療の補助を行う。単独で訪問する場合がほとんどであり、単独での適切なアセスメント能力や確かなケア技術が求められる。

2 在宅看護の歩み

日本の在宅看護の歴史は以下のように展開してきた。
- 1886年：京都看病婦学校が巡回訪問看護事業を開始。これが日本初の在宅看護関連事業とされる。
- 1927年：聖路加病院が母子を対象とした訪問事業を開始。

- 1992（平成2）年：老人保健法の改正により、老人訪問看護ステーションの活動が開始。
- 1994（平成6）年：医療保険による訪問看護活動が認められる。
- 2000年（平成12）：介護保険制度の導入により、高齢者への訪問看護が提供されるようになる。

この歴史からわかるように、在宅看護は社会の需要や制度の変化に応じて発展してきた。当初は限定的だった活動が、徐々に制度化され、現在では医療保険と介護保険の両面から支えられる重要な医療サービスとなっている。

3 在宅看護の特徴

在宅看護の対象者である療養者は、様々な課題を抱えて地域での生活に戻る。病院での治療が一段落したものの、自己管理を継続しながらの生活が必要な場合や、完治しない後遺症を抱えたままの場合がある。また、治療の方法がなく絶望のなかで地域に戻る場合もある。

在宅療養は、疾病の経過に応じてその時期に合わせた看護が求められる。そして、療養者の生活や精神面を支えているのは多くが家族である。そのため、家族への支援も重要な要素である。

① 信頼関係の構築とパートナーシップ

在宅看護の初期段階では、療養者は見知らぬ看護師を自宅に招き入れることに、強い緊張やストレスを感じる。看護師は、この緊張やストレスを緩和し、信頼関係を築くよう努める必要がある。そのためには、以下の点が重要である。

- 豊富な看護の知識と確かな技術
- 適切なマナーと言葉遣い
- 豊かな人間性
- 療養者や家族の尊厳を守る姿勢

そして看護師と療養者や家族は、パートナーシップを組み、共に課題解決に取り組む。両者は協力して、療養者の理想とする生活に近づけるよう努力する。

この過程で、看護師は自身の未熟な部分を認識し、知識や技術の向上に努める。結果として、療養者のセルフケア能力と看護師のスキルが同時に向上し、相乗効果を生むことになる。

2 もっている力を活かした自立支援

医療機関での入院中は、専門職に囲まれ受け身になり、主体性が弱まることがある。在宅看護では、療養者や家族のストレングス（強み）に着目し、できることを奪わない看護を行う。これにより、自立を支援することが重要である。

エンパワメントの視点をもってかかわることで、療養者の意欲を引き出し、自己効力感を高めることができる。

3 家族全体を支える

近年、一人暮らしや高齢者二人暮らしが増加し、家族構成員の人数が少なくなる傾向にある。家族の形も多様化し、個々を大切にする生活が主流となってきた。このような状況下で、介護が必要な家族がいる場合、家族全体が様々な影響を受け、従来の生活スタイルを変更せざるを得ないこともある。

家族の負担は多岐にわたる。
- 身体的負担：介護の手間など
- 精神的負担：家族間の意見の相違など
- 社会的負担：交友関係の変化など
- 経済的負担：介護費用の増大など

以上のように、様々な負担が重くのしかかる。

家族の介護疲労は療養者にも影響を及ぼすため、家族の健康を保つことが療養者の在宅生活の継続につながる。家族全体のバランスを保ちながら、個々のニーズにも対応することが重要である。

4 疾病の軌跡や家族関係に沿ったかかわり

慢性疾患だけでなく、がんや難病などの病気とのかかわりも人生に大きな影響を与える。これらの疾患は、就業や地域活動への参加という社会生活などの調整を余儀なくされることが多い。看護師は、「**病みの軌跡理論**」[9]を理解し、それに加えて、それぞれの病の経過を把握しながら、早期から予後を予測したかかわりをもつことが重要である。

同時に、療養者や介護する家族の形態は生涯を通じて変化していく。それぞれの時期の発達課題をどのように乗り越えたか、様々な獲得と喪失の経験が、その後の生活に影響を与える。看護師の役割には、これらの発達課題を療養者や家族が自力で乗り越えられるよう、見守り支えることも含まれる。

KEYWORD

病みの軌跡理論
慢性病者と家族の病気に伴う体験と、慢性病がたどる道筋の管理に携わる慢性病者、家族、医療者ら関与者の相互作用の長期的影響を視野に入れたものである。多元的な視点でケアを考えるための理論である。
医学的視点からのケアにとどまらず、慢性患者、家族、医療者の多元的な視点をもって、ケアのあり方を示している。

III 小児を対象とした在宅看護

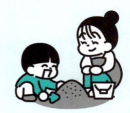

1 医療的ケアが必要な小児の在宅看護の現状と背景

医学の進歩により、新生児死亡率は低下し、救命率は上昇している。しかし、同時に重度の障害を伴い、医療的ケアが必要な重度心身障害児も増加している。

近年、重度の障害がある子どもたちも、QOLの向上を目指して住み慣れた地域（居宅など）での生活を選択することが増えてきた。

2 在宅看護を受ける小児の特徴

重度の障害に至る主な原因は様々である。染色体異常、脳形成異常、低出生体重児、脳炎、交通事故などがあげられる。

重度の障害をもつ小児には、以下のような特徴がある。

❶ 呼吸状態の不安定さ
- 中枢性障害や末梢性障害により発生
- 咀嚼、嚥下機能の未熟さから、誤嚥性肺炎のリスクが高い

❷ 運動機能の問題
- 運動機能の低下や筋緊張により、年齢とともに骨や関節の変形、拘縮が進行しやすい
- これらの問題が呼吸や消化器の障害を引き起こし、悪循環に陥ることがある

❸ 病状の特徴
- 病状が急速に悪化しやすい
- 自分の状態を正確に伝えられないことが多い

これらの特徴を理解し、適切なケアを提供することが在宅看護では重要となる。

3 小児を対象にした在宅看護の支援内容

① 呼吸状態の管理

呼吸状態を安楽に保つため、適切な姿勢の保持が重要である。また、筋の拘縮や脊柱の彎曲を予防するためのリハビリテーション、そして痰の分泌を促す体位ドレナージを実施する。

② 栄養管理

必要な栄養を確実に摂取できるよう、食べやすい食形態の工夫や適切な食器の選択を行う。これにより、小児の成長と発達を支援する。

③ リハビリテーション

骨や関節の変形や拘縮を予防するため、継続的なリハビリテーションを行う。これは小児の運動機能の維持・改善に不可欠である。

④ 家族支援

介護者である家族、特に主な介護を担う母親に対して、適切な介護方法や育児指導を行う。同時に、彼らの精神的、身体的負担の軽減を図る。

また、療養者のきょうだいとのかかわりの時間を確保できるよう、家族全体のバランスを考慮した支援を提供する。

4 小児の生活を支える関連職種

自宅で過ごす重度心身障害児は、医療的ケアの面を支える医師や看護師だけでなく、子どもと家族の生活や教育を支援するため様々な職種が支えている。

① 相談支援専門員の役割

連携の要となるのは、相談支援専門員（障害者総合支援法に基づく）である。相談支援専門員は、小児と家族が置かれている状況からアセスメントし、ニーズを抽出し、必要な地域のサービスにつなげる。

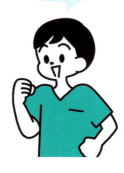

家族支援では、心理的負担にも配慮が必要なんだ

2 利用可能な地域サービス

地域のサービスには、居宅介護、同行援助、ショートステイ、通所による児童発達支援などがある。

3 教育分野との連携

2007年から特別支援教育が確立され、子供の特性に合わせた教育が行われている。この連携により、医療と教育の両面から小児の発達を支援することが可能となっている。

ESSAY

秋空を見つめる結花里（ゆかり）ちゃん

以下は、重度障害のある子どもを育てるご家族に対し、筆者が実施した聞き取り調査の内容を記したものである。

愛おしいわが子、結花里との日々

私の娘、結花里（仮名）は、1歳の誕生日を病院で迎えやっと自分の家に戻ってきた。それから7年間、具合が悪くなって入院することもなく、穏やかに家で過ごしている。結花里は8歳、小学校2年生だ。歩くことはできないし、寝返りも一人ではできない。食事は鼻からの管で栄養剤を摂っている。家族は夫と11歳のお兄ちゃんの4人家族。今は診療所の先生、訪問看護師、理学療法士、学校の先生が自宅まで来てくれる。

苦しみと自責の念を乗り越えて

結花里の病名は「新生児低酸素性虚血脳症」。私が出産のときにがんばれなかったから結花里に苦しい思いをさせている……。生まれた当初は説明を聞いて、毎日涙が涸れるまで泣いた。退院した当時も大変だった。皮膚が弱くちょっとした服のしわでも赤くなった。栄養剤の注入や痰の吸引など、お兄ちゃんが赤ちゃんだったときとは比べ物にならないほどやることがあり、気の抜けない日々が続いた。

試練の日々と「結花里フレンズ」との出会い

日々の生活で、助けになってくれたのは、診療所の先生や訪問看護ステーションの看護師さんたち「通称：結花里フレンズ」の皆さんだ。話せない結花里の体の変化に気がつき対応してくれるだけでなく、私の不安や心配にも対応してくれた。そして結花里の五感に働きかけ、成長発達にもかかわってくれている。さらには、まだ小さかったお兄ちゃんの結花里へのやきもちも、気にかけてくれた。

第5章 地域包括ケアを支える多職種・多機関の協働

特別な日の思い出、七五三

　昨年は神社で七五三の写真を撮った。看護師さんは初めて着物を着て髪を結う結花里の体調を万全に保つため、日々の健康管理に加え、気温の変化への対応や外出時の介助ポイントを教えてくれた。理学療法士さんは、骨や関節の変形にも対処できるよう、移動方法のポイントを教えてくれた。複数の人がかかわってくれるので、いろいろな方向からアドバイスがもらえるだけでなく、七五三を迎えることができたことを何より一緒に喜んでくれた。

未来への希望

　これから先、結花里の病状や生活、将来のことなど相談することはもちろん、これから波乱を迎えるかもしれないお兄ちゃんの思春期の相談も少ししたいなぁと勝手に考えている。結花里は今も話すことはできないし、ひとりでできない事も多いけど、最近はかすかにほほ笑むような様子が見られるようになった。これから先も結花里フレンズの方たちに助けてもらいながら、成長は遅いけど家族と穏やかな日常を過ごしていきたい。

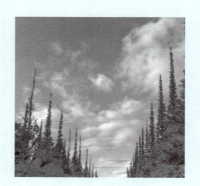

穏やかな心をもつ結花里と、青く澄んだ未来

　昨年の七五三の写真で結花里は、高く晴れた秋空を見ていた。結花里の心は秋空のように、穏やかなのだろうと私は感じる。そして、その視線の先にも、青く澄み切った未来が見えているのかもしれない。

Ⅳ 成人を対象とした在宅看護

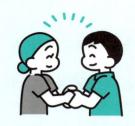

1 成人期の特徴と健康上の注意点

　成人期は、職場や家庭などで主要な役割と責任を負う時期である。この時期は、生活習慣病やがん、精神疾患などに気をつける必要がある。しかし、多忙さから発見が遅れることもある。

　また、価値観の多様化により、自宅での看取りを希望する人が増えている[10]。

2 在宅看護の対象者

　成人期は独立して生活を維持できる時期である。そのため、以下の場合は在宅看護の対象から除外される。
- セルフケアが十分にできる場合
- がんサバイバーで、社会生活に復帰できている場合

　成人期における在宅看護の対象者は、次のような場合である。
- 生活習慣病のセルフケア不足により、重度な状況となり、生活に影響が出て助けが必要な場合
- がんサバイバーで、治療過程で医療的ケアが必要な場合
- がん末期で、自宅での看取りを希望する場合
- 精神疾患で、通院や服薬の継続が困難で、再発や再燃を繰り返す場合

3 成人を対象にした在宅看護の支援内容

① 生活習慣病への支援

　生活習慣病の場合、長期に及ぶ療養のつらさに寄り添うことが重要である。看護師は、療養者のセルフマネジメント能力の獲得を促し、行動変容を促進させる。同時に、生活上の困り事の解決

に向けて、療養者と共に考え、QOLの向上を目指す。

2 がんサバイバーへの支援

がんサバイバーで医療的ケアが必要な場合、看護師は医療的ケアに関する看護技術を伝授し、その継続を支援する。がん末期の場合は、全人的な痛み（身体的、精神的、社会的、スピリチュアル）のマネジメントを行い、QOLの向上を目指す。また、看取りを行う家族への死の準備教育やグリーフケアも重要な支援となる。

自宅での看取りなど、人生の最終段階での意思決定については、時間の経過に伴い変化する場合もあることを念頭に置きながらかかわることが重要である。

3 精神疾患への支援

精神疾患の支援では、まず療養者と看護師の信頼関係の確立から始まる。看護師は、家の中の生活ぶりから日常生活の困難な部分を見いだし、療養者に伴走しながら解決の糸口を探る。また、服薬や通院が継続できるように支援を行う。

家族のかかわりも重要で、特に批判的・陰性感情の表出（Expressed Emotion：EE）が高い家族では再燃率が高くなるため、家族のサポートも欠かせない[11]。

4 成人の生活を支える関連職種

1 介護保険制度の利用

成人の在宅看護では、介護保険2号被保険者（40歳以上65歳未満）に該当する**特定疾病**を患っている場合が多い。

介護保険の対象で介護認定された場合、支給限度額内で介護サービスを利用できる。この際、介護支援専門員がニーズを踏まえ、訪問サービスや通所サービスなどにつなげていく。

2 障害者総合支援法の活用

2013（平成25）年に施行された障害者総合支援法により、支援の対象が拡大した。身体障害、知的障害、精神障害に加え、難病も対象になった。

支給決定は、以下の要素を考慮して個別に行われる。
- 障害の種類や程度

KEYWORD

特定疾病
特定疾病の範囲を明確にし、介護保険制度の要介護認定を円滑に行うため、個別の疾病名を列挙している。これは介護保険法施行令第2条に定められている。
主な特定疾病は以下のとおりである。

1. がん（回復の見込みがないと医師が判断したものに限る）※
2. 関節リウマチ※
3. 筋萎縮性側索硬化症
4. 後縦靱帯骨化症
5. 骨折を伴う骨粗鬆症
6. 初老期における認知症
7. パーキンソン病関連疾患（進行性核上性麻痺、大脳皮質基底核変性症を含む）※
8. 脊髄小脳変性症
9. 脊柱管狭窄症
10. 早老症
11. 多系統萎縮症※
12. 糖尿病性合併症（神経障害、腎症、網膜症）
13. 脳血管疾患
14. 閉塞性動脈硬化症
15. 慢性閉塞性肺疾患
16. 両側の膝関節または股関節に著しい変形を伴う変形性関節症

※印の疾病は、平成18年4月に追加または見直しが行われた。

- 介護者の状況
- 居住の状況
- サービス利用に関する意向
- サービス等利用計画案
  利用可能なサービスは総合的に勘案され、次のようなものがある。
- 障害福祉サービス（居宅介護、自立訓練等）
- 地域支援相談事業（日常生活用具の給付、自発的活動支援等）

　これらの制度やサービスを活用することで、成人の在宅療養者の生活を多面的に支援することが可能となっている。

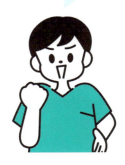

介護保険や障害者総合支援法など、制度を活用することも看護師の役割なんだ

Ⅴ 高齢者への在宅看護

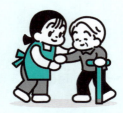

1 高齢化社会の現状

　わが国は65歳以上の高齢者が増加している。平均寿命は80歳を超えているが、健康寿命との差が問題となっている。この差は、日常生活に支障が出る期間、つまり介護が必要な期間を示している。

2 フレイルと要介護状態

　多くの高齢者は、フレイルの状態を経て要介護状態に移行する[12]。在宅看護の対象となる高齢者は、以下の特徴をもつことが多い。
- フレイル状態にある
- 免疫力の低下
- 摂食嚥下障害による易感染状態
- 難聴や視力障害
- 複数の疾患に罹患
- 認知機能の低下

3 高齢者への在宅看護の課題

① 健康指導の工夫
　見やすく聞きやすい方法で情報を提供する必要がある。

② リハビリテーション
　脳卒中などの後遺症で麻痺を伴う場合、適切なリハビリが必要となる。

3 セルフケアの支援

複数の疾患や認知機能の低下により、自己管理が困難な場合が多い。

4 認知症の早期発見と介入

変化に気づいてから確定診断までに平均15か月かかるため[13]、早期診断と適切な介入が課題となっている。

これらの課題に対応しながら、高齢者の生活の質を維持・向上させることが在宅看護の重要な役割となっている[13]。

4 高齢者への支援の特徴

高齢者への支援は、診断名に伴う治療や看護だけでなく、老化による虚弱な状況を考慮する必要がある。具体的には以下の点に注意が必要である。

- 活動量の低下
- 食事量の低下
- 皮膚脆弱
- 円背
- 便秘

5 認知症への対応

認知症の場合、高血圧や糖尿病がリスクファクターとなるため、これらの治療や看護を継続することが重要である。しかし、セルフケア能力の低下に伴い、これらの病が悪化する可能性もある。そのため、個別の能力に着目し、できる範囲でのセルフケア支援や家族の介入を検討していく必要がある。

また、高齢者は自身の体調変化を適切に伝えられないことがあるため、訴えだけでなく身体状況の観察や生活ぶりの確認が重要である。

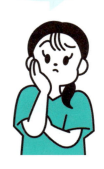

セルフケア支援って難しそう。認知機能の低下がある場合、どうサポートするんだろう？

6　介護保険サービスの活用

　65歳以上は介護保険1号被保険者に該当し、介護認定を受けることができる。介護支援専門員は以下のサービスを組み合わせて支援を行う。
- 訪問サービス（訪問介護、訪問看護）
- 通所サービス（通所介護、通所リハビリテーション）
- 短期入所サービス

　認知症の場合、通所サービスの利用が重度化防止と介護負担軽減に効果的だ。また、訪問看護は認知機能の悪化防止、社交性の回復、家族の不安軽減に効果があり、軽度の段階からのかかわりが重要である[14、15]。

ESSAY

花さんと共に季節を超えて……

　以下は、認知症のある方を担当する訪問看護師に対し、筆者が実施した聞き取り調査の内容を記したものである。

出会いの秋

　花さんと私（訪問看護師）の出会いは、空が澄み清々しい秋を感じる頃でした。ケアマネジャーさんから「認知症の初期で通所介護を勧めたけど行くことができないので、看護師さんにお任せしたい」と依頼がありました。

初めての訪問

　初めておうちにうかがうと、自分の部屋にこもっていて、一日中この部屋で過ごしているとのこと。一緒に住んでいる娘さんは心配そうでした。「こんにちは」と話しかけると「この人だれ？　何しに来たの」といった感じで、緊張し表情が硬くなりました。こんな出会いから、毎週月曜日10時から1時間の訪問看護が始まりました。

心を開くための努力

　花さんとのかかわりで、最初に気をつけたことは、花さんの表情をよく見て、ペースに合わせること。話が続かない時は、早めに部屋を出て、家族の介護相談などを受けました。看護を行うというよりは、私は「花さんと仲良くなりたい」と思っ

て接していました。認知症予防のための計算の練習を一緒に行うことよりも、花さんの今まで大切にしてきたものに触れ、理解して近づきたかった。そして、自分のこともわかってもらいたかったので、なんで訪問看護師をしているかなど少しずつ話しました。また私を覚えてもらいたかったので、同じ曜日同じ時間で訪問を続けました。花さんは、調子が良いときは話をし、調子が悪いときは表情が硬く、目を合わせることをしませんでした。

春の訪れと小さな変化
　新年を過ぎても、毎週月曜日10時から1時間の訪問看護は続けられました。福寿草の花がひと足早く春の訪れを告げる頃、花さんに小さな変化がみられました。花さん自身が自分のことを少し話し出したのです。私が笑顔であいさつをすると、花さんも笑顔になりました。私を覚えてくれて、来るのを楽しみにしてくれるようになりました。血圧や体温も測らせてくれるようになって、一緒に健康について話し合うことができるようになりました。家族も花さんの変化を喜び、見守ることやできない部分にそっと手を貸すことの意味を体感できるようになりました。

希望の芽生え
　月日は流れ、若草萌ゆる季節となりました。花さんは外出できるようになり、通所介護に通うようになりました。毎週月曜日10時から1時間の訪問看護は今も継続しています。私は、花さんと花さんの家族にかかわっている訪問看護師という前に、彼らをとても尊敬し情愛をもって接しているひとりの人間です。

引用文献
1）厚生労働省：21世紀初頭に向けての在宅医療，1997，https://www.mhlw.go.jp/www1/houdou/0906/h0627-3.html（最終アクセス日：2024/9/13）
2）国立研究開発法人国立長寿医療研究センター：共有意思決定支援，https://www.ncgg.go.jp/hospital/overview/organization/zaitaku/eol/sdm/（最終アクセス日：2024/9/13）
3）小松康弘：共同意思決定（SDM）の具体的な実践方法，Animus 112：10-15，2022.
4）青木裕見：意思決定支援ツールdecision aidを活用した共同意思決定（SDM），精神医学62（10）：1369-1377，2020.
5）国立研究開発法人国立長寿医療研究センター：ACP研修事業，地域包括ケアの中で展開するACP（Advance care planning）のための共同意思決定支援（SDM）を学ぶ研修会（令和3年度　ACP研修事業），https://www.ncgg.go.jp/hospital/overview/organization/zaitaku/suisin/zaitakusien/kensyu/r3/acp_kensyu_syosai.html（最終アクセス日：2024/9/13）
6）日本老年医学会，他編：高齢者の安全な薬物療法ガイドライン2015，https://www.jpn-geriat-soc.or.jp/info/topics/pdf/20170808_01.pdf（最終アクセス日：2024/9/13）
7）川越正平，他：電話インタビュー調査に基づく在宅医療診診連携システムの類型化（OPTIM方式），日本医事新報，4565：87-92，2011.
8）厚生労働省：医療DXについて，https://www.mhlw.go.jp/content/10808000/000992373.pdf（最終アクセス日：2024/9/13）
9）黒田裕子監：看護診断のためのよくわかる中範囲理論，第2版，学研メディカル秀潤社，2016，p.77.
10）人生の最終段階における医療・ケアに関する意識調査事業：人生の最終段階における医療・ケアに関する意識調査報告書，令和5年12月，https://www.mhlw.go.jp/toukei/list/dl/saisyuiryo_a_r04.pdf（最終アクセス日：2024/9/13）
11）伊藤順一郎，他：家族の感情表出（EE）と分裂病患者の再発との関連；日本における追試研究の結果，精神医学，36（10）：1023-1031，1994.
12）鈴木隆雄研究代表：後期高齢者の保健事業のあり方に関する研究，平成27年度総括・分担研究報告書，平成28年3月，p.73-74，https://mhlw-grants.niph.go.jp/system/files/download_pdf/2015/201504009A.pdf（最終アクセス日：2024/9/13）
13）公益社団法人認知症の人と家族の会編著，片山禎夫監：認知症の診断と治療に関するアンケート調査報告書，2014年9月，https://www.alzheimer.or.jp/wp-content/uploads/2021/03/shindantochiryo_tyosahoukoku_2014.pdf（最終アクセス日：2024/9/13）
14）落合佳子，他：認知症への訪問看護の関わりから介護支援専門員が捉えた変化；軽度の段階における関わりからみえたもの，日保健医療行動会誌，38（2）：71-77，2023.
15）落合佳子，他：大都市で生活する軽度認知機能低下を認める一人暮らしへの訪問看護利用の効果；介護支援専門員の視点からの比較，厚生の指標，70（4），28-33，2023.

参考文献
1）川越正平編著：家庭医療学，老年医学，緩和医療学の3領域からアプローチする在宅医療バイブル，第2版，日本医事新報社，2018.
2）佐々木淳監：在宅医療多職種連携ハンドブック，法研，2016.
3）臺有佳，他編：地域・在宅看護論①，地域医療を支えるケア〈ナーシンググラフィカ〉，改訂第7版，メディカ出版，2022.
4）河原加代子，他：地域・在宅看護論2，地域・在宅看護の実践，医学書院，2022.
5）一般社団法人日本在宅ケア学会編：在宅ケア学第4巻，子どもを支える在宅ケア，ワールドプランニング，2015.

復習シート

第5章
地域包括ケアを支える多職種・多機関の協働
5. 在宅医療と看護

振り返りポイント
在宅医療と看護の特徴について考えることができる。

復習内容

1 | 在宅療養を支える医療の特徴について記述してみよう。

2 | 在宅療養を支える看護の特徴について記述してみよう。

第6章

地域包括ケアの実践演習
―地域分析とワーク

この章では、地域包括ケアに関する学習を踏まえ、実際の事例分析を通じて対象の課題を見いだす能力を養成することを目的としている。

I 地域とその集団の概要と特性の把握

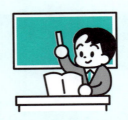

1 看護学基礎教育で求められる地域看護の能力

　地域環境は、人々の暮らしに様々な影響を与えている。地域でケアを進めるには、まず人々が暮らしている地域の特徴を把握することが重要である。これが学習の出発点となる。

　「看護学基礎教育で修得すべき地域看護の能力と卒業時到達目標，および目標に到達するための教育内容と方法(2020)」は、6つの実践能力を示している(表6-1)。

2 地域ケアの提供基盤

　地域に住む個人・集団を基盤にケアやサービスを提供している施設と職種は様々である。具体的には以下が含まれる。

- 国や都道府県、市区町村などの保健行政機関
- 病院の地域包括医療・ケア病棟や入退院支援部門、外来など医療施設
- 訪問看護事業所
- 介護保険施設
- 社会福祉施設
- 地域包括支援センター

表6-1　看護学基礎教育で修得すべき地域看護の能力

① 多様な個人と家族の生活を査定（Assessment）する能力
② 生活の場としての地域の特性を査定（Assessment）する能力
③ 健康の保持増進と疾病を予防する能力
④ 地域ケアシステムの構築・推進と看護機能の充実を図る能力
⑤ 安全なケア環境の提供と健康危機管理にかかわる能力
⑥ ケアを必要とする個人および家族を支えるための専門職および多職種連携の能力

日本地域看護学会教育委員会：看護学基礎教育で修得すべき地域看護の能力と卒業時到達目標と内容・方法, 2021, p.10より抜粋.

3 地域の全体像把握

地域の全体像を把握するには、以下の方法がある。
- 地形や主要施設・地区全域を俯瞰できる地図や地理システムの利用
- 主な地形、河川などの自然環境や施設、交通網などの情報収集
- 人口動態、住民の活動、保健・医療・福祉サービス、主な産業など経済状況、地域文化などの情報収集

これらの情報は、行政の公式ホームページや観光ガイドなどから得られる。

4 地域生活にかかわる重要ポイント

日常生活にかかわる重要なポイントとして、たとえば以下がある。
- 学校などの教育機関
- レクリエーションやスポーツ施設
- 交通アクセスや交差点の信号・道路標識の所在
- 電車ホームドアの有無

5 地域集団の特性把握

1 既存資料からの情報収集

地域を知るための最初の有効な方法は、既存資料から情報を得ることである（表6-2）。市区町村の公開資料は、地域の図書館やインターネットから入手できる。ただし、目指すところを意識した情報収集が重要である。

2 コミュニティ・アズ・パートナー（CAP）モデルの活用

①CAPモデルの活用方法

既存資料の整理にコミュニティ・アズ・パートナーモデル（Community As Partner model；CAP）の視点を用いる。地域の特性を把握するため、以下の方法を組み合わせる。
- 地域を実際に歩いて観察する

表 6-2　既存資料からの情報収集

項目	内容
総合資料	● 市区町村のホームページ ● 政府統計、厚生労働統計の利用 　・e-Stat 政府統計の総合窓口 　　https://www.e-stat.go.jp/ ● 厚生労働統計一覧 　http://www.mhlw.go.jp/toukei/itiran/ ● 厚生労働省の最近公表の統計資料 　http://www.mhlw.go.jp/toukei/saikin/
人口	地域における統計解析の分母になる重要資料人口推計、世帯数の将来推計、国勢調査、住民基本台帳による人口、住民基本台帳人口移動報告など ● 国勢調査（5年ごと） ● 推計人口（毎年10月1日現在）
人口動態・生命表	● 人口動態：地域の健康水準を示す資料 　・毎年公表の資料：人口動態（出生、死亡、死産、婚姻、離婚） 　・5年ごと公表の資料：年齢調整死亡率、職業・産業別統計など ● 生命表：地域の健康レベルを示す総合的な資料
国民健康・栄養調査	● 栄養素等摂取状況（欠食、外食、身体状況、生活習慣など） ● 身体状況（BMI、腹囲、薬の服用、血圧、HbA1c、血糖値、血清、メタボリックシンドローム、運動習慣、歩行数など） ● 生活習慣（朝食の欠食、体重コントロール実施、野菜の摂取、飲酒、喫煙、禁煙の意志）
国民生活基礎調査	大規模調査は3年ごとに実施する （保健、医療、福祉、年金、所得など、国民生活の基礎的事項）

各サイトのURLの最終アクセス日：2024/8/23

● 住民にインタビューを行う
● 既存の資料と合わせて分析する

②CAPモデルの概要

　CAPモデルは、地域全体を包括的な視点でとらえ、分析から介入、評価までを実践的な過程で示している（図6-1）。このモデルは、エリザベスT.アンダーソンとジュディス・マクファーレインが開発したもので、「すべての人々に健康を」というプライマリヘルスケアの基本的な考え方に基づいている。

③CAPモデルの特徴

　コミュニティ（地域に暮らす人々）を1つの単位としてとらえ、それを取り囲む環境を8つの項目で構成される（図6-2, 表6-3）。

1. 自然環境
2. 教育
3. 安全と交通
4. 政治および行政
5. 保健および社会サービス
6. コミュニケーション

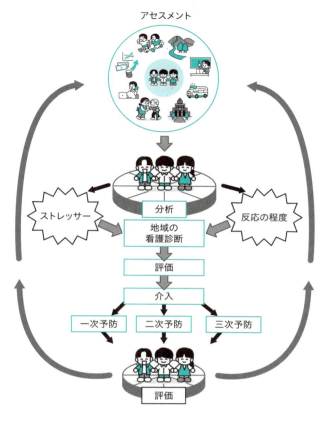

図6-1 コミュニティ・アズ・パートナーモデル

エリザベスT. アンダーソン，ジュディス・マクファーレイン編，金川克子，早川和生監訳：コミュニティ アズ パートナー，第2版，医学書院，2007, p.140. をもとに作成.

7 経済

8 レクリエーション

③ SWOT分析で地域の特性を知る

①SWOT分析の概要

SWOT分析は、企業や事業所の現状分析に用いられる手法である。内部環境と外部環境を4つの要素で分析する。

- 強み(Strengths)
- 弱み(Weaknesses)
- 機会(Opportunities)
- 脅威(Threats)

このフレームワークにより、既存事業の改善点や支援ポイント、将来のリスクを明確にできる(図6-3、表6-4)。特に弱みや脅威の分析は、今後の課題を乗り越えやすくする。

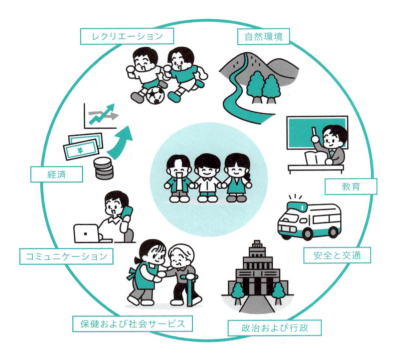

図6-2 地域に暮らす人々と地域の8つの構成要素
エリザベスT.アンダーソン,ジュディス・マクファーレイン編,金川克子,早川和生監訳:コミュニティ アズ パートナー,第2版,医学書院,2007,p.140.を元に作成.

表6-3 地域に暮らす人々と地域の8つの構成要素

項目		要素
地域に暮らす人々		①人口動態:総人口、人口密度、年齢別人口、世帯数、出生数など ②歴史・価値観など:地域の歴史、風習、住民の価値観・信念など ③健康状況:寿命、疾病の構造、生活習慣、健康意識、国民健康・栄養調査、介護育児の実施など
地域の情報	自然環境	・気候、地理・地形的条件、住居環境、水質、騒音など
	教育	・教育環境、文化施設、学校など
	安全と交通	・生活の安全:治安、消防、防災プラン、ハザードマップなど ・交通の環境:交通網、交通アクセス利便性、道路整備状況など
	政治および行政	・行政:市区町村の基本構想、基本計画、行政広報・掲示板など ・住民の活動、自治会活動など
	保健医療および福祉サービス	・地域のネットワークの種類、住民組織の活動、住民間のかかわりなど ・各種支援とサービスの活用:情報提供の方法と認知度、保健所・保健センターの発信、介護保険の利用状況
	コミュニケーション	・地域のつながり、地域広報誌、テレビ放送、ボランティア活動など
	経済	・基幹産業、地場産業、流通システムなど
	レクリエーション	・公園、レクリエーション施設、文化施設など

エリザベスT.アンダーソン,ジュディス・マクファーレイン編,金川克子,早川和生監訳:コミュニティ アズ パートナー —地域看護学の理論と実際,第2版,医学書院,2007,p.140をもとに作成.

図 6-3　SWOT 分析

表 6-4　地域の SWOT 分析の例

【内部環境】

S：強み（Strengths）：健康増進を促進するような地域内部の要素

内部環境の要素		強み
人口	・地域に暮らす人々	・地域に対する愛着度が高い
物理的環境	・地理、自然	・豊かな自然環境
財政	・税収	・資金に余裕があり、健康増進に多額の予算がある
交通安全	・交通網	・交通網が発達している、新幹線の駅がある、歩道の幅が広いなど

W：弱み（Weaknesses）：健康増進を阻害するような地域内部の要素

内部環境の要素		弱み
人口	・地域に暮らす人々	・地域意識や住民間の関係の希薄化 ・子育てへの負担感を抱える住民の増加
物理的環境	・地理、自然	・公共施設の老朽化
財政	・税収	・資金に余裕がなく、健康増進に欠ける予算が制限されている
交通安全	・交通網	・道路の渋滞が多い

【外部環境】

O：機会（Opportunities）：健康増進を促進するような地域外部の要素

外部環境の要素		機会
政治と行政	・国の政策	・「健康日本21」「地域共生社会」の推進 ・子ども政策の推進（子ども家庭庁の創設）
保健医療と社会福祉	・地域包括支援体制の確立	・多世代交流、多機能型の福祉拠点の整備 ・高齢・障害・児童・生活困窮などの福祉サービスを総合的に提供するしくみの構築
レクリエーション	・健康増進活動	・地域の大学スポーツ学科と連携して、健康増進体操クラブを展開している

T：脅威（Threats）：健康増進を阻害するような地域外部の要素

外部環境の要素		機会
人口と社会	・少子化の進行 ・社会情勢	・「合計特殊出生率」は●％で、5年連続低下している ・子どもの貧困や児童虐待の増加・教育格差 ・ヤングケアラーの増加・教育の格差
保健医療と社会福祉	・地域包括支援体制の確立	・全国的な少子高齢化の進行 ・新型コロナウイルス感染症の感染拡大
物理的環境	・自然環境	・頻発する自然災害

②地域の健康増進を目的としたSWOT分析

地域を分析対象に、健康増進を目的としたSWOT分析を行う。地域の特性を以下の視点で整理する。

- 健康増進につながる内部環境（強み）
- 健康増進につながる外部環境（機会）
- 健康増進を阻害する内部環境（弱み）
- 健康増進を阻害する外部環境（脅威）

6 地域分析の意義

地域で暮らしている人々の生活様式や価値観、健康状態は多様化している。これに応じて、地域で予防、医療、福祉などの健康支援サービスを提供する専門職も多く活躍している。

地域集団の特性を理解することで、改善するポイントや支援方法を見極めことができる。看護職やリハビリテーション職、介護職など多職種が「地域を知る」ことで、各自の専門知識や技術を駆使し、地域での健康増進を支援できる。これが地域共生社会の構築と成長につながる。

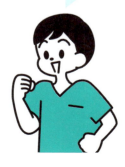

次のページから実際に地域分析をやってみよう！

Ⅱ ゼミナール（演習編）

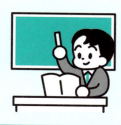

　ここまでで学んだ地域と暮らしについての学習内容を活かした演習を行う。

1 地域集団の特性を知る

① 目的
　地域で保健・医療・福祉活動を遂行するため、地域の特性を把握する。

② 目標
1. 「地域に暮らす人々」と「地域の特徴」という地域集団を理解できる。
2. 地域集団の特性に関する情報を収集することができる。
3. SWOT分析で健康増進と支援を中心に地域の「強み」、「弱み」、「機会」、「脅威」を把握し、地域の発展に貢献できる。

③ 演習計画
　用紙1⇒用紙2⇒用紙3の順に演習を行う（表6-5）。

表6-5　演習計画

項目	内容	用紙
地域の選定	・日本国内の市区町村から1つを選ぶ	用紙1
演習の1 情報収集	・「地域に暮らす人々」と「8つの地域の構成要素」について、既存の資料を活用し、幅広く情報収集する	
演習の2 地域の把握	・収集した情報をもとに、「健康増進と支援」を目標としてSWOT分析の枠組みに沿って、分類する。 ・地域の健康増進につながる地域の内部資源（強み）と外部からの要素（機会）、健康増進を阻害するような地域内部要素（弱み）および外部の要素（脅威）を整理し明確にする。	用紙2
演習の3 地域の特性を 明確にする	・地域の健康増進を改善するポイントや支援方法の提言	用紙3

演習の1（用紙1）

記入のポイント

目的：地域の情報を把握するため、既存資料を整理する。

市区町村名	
対象とした市区町村名と選んだ理由	

I　地域に暮らす人々		
キーワード	関連する情報・データ（情報）	情報源
人口動態	・基本データ（人口動態、世帯構成、就業状況など）	市政情報ホームページ
歴史・価値観	・町の歴史を示すもの（建物、銅像など） ・地域の歴史、風習、住民の価値観・信念など	観光ガイドホームページ
健康	・寿命、疾病構造など	
II　地域を構成する要素		
1. 物理的環境	地理的条件や住環境、気候、地理・地形的条件、住居環境、水質、騒音など	
2. 教育	学校、社会教育機関、文化施設など	
3. 安全と交通	・生活の安全：治安、消防、防災プラン、ハザードマップ、災害時の安全、ライフラインなど ・交通の環境：交通網、交通アクセス利便性、道路整備状況など	
4. 政治・行政・財政	・市区町村の基本構想、基本計画、行政広報・掲示板など ・住民の活動、自治会活動など ・保健医療福祉に使用できる財源	
5. 保健医療と社会福祉	・地域のネットワークの種類、住民組織の活動、住民間のかかわりなど ・各種支援とサービスの活用：情報提供の方法と認知度、保健所・保健センターの発信、介護保険の利用状況	
6. コミュニケーション・情報	・地域住民間のつながり、ボランティア活動など ・情報ツール：地域広報誌、テレビ放送など	
7. 経済	・主な基幹産業、地場産業、流通システムなど	
8. レクリエーション	・公園、レクリエーション施設、文化施設など ・レクリエーションなどの施設利用状況	
III　地域の印象		
自分の認識		

出典

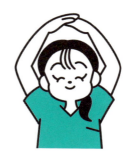

左のコードからwebページにアクセスして、この用紙1〜3のエクセルシートをダウンロードできるよ！

記入用

目的：地域の情報を把握するため、既存資料を整理する。

市区町村名	
対象とした市区町村名と選んだ理由	

I　地域に暮らす人々

キーワード	関連する情報・データ（情報）	情報源
人口動態		
歴史・価値観		
健康		

II　地域を構成する要素

1. 物理的環境		
2. 教育		
3. 安全と交通		
4. 政治・行政・財政		
5. 保健医療と社会福祉		
6. コミュニケーション・情報		
7. 経済		
8. レクリエーション		

III　地域の印象

自分の認識	

出典	

第6章　地域包括ケアの実践演習

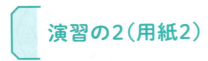

記入例

目的:「演習3の1」で収集した情報をもとに、健康維持と増進を目標としてSWOT分析の枠組みに沿って、分類する。

強み（Strengths）	弱み（Weaknesses）
地域の健康維持・増進を促進する内部因子 ・健康教室の開催 ・子育て支援の実施 ・住民が主体で健康活動（集まってゴーヤガーデンを作るなど）を考え、実施している など	地域の健康維持・増進を阻害する内部因子 ・病院などの撤退・閉院 ・災害の発生による健康関連予算の縮小 ・マンパワーの不足 ・健康教室の目標が不明瞭な部分がある など
機会（Opportunities）	脅威（Threats）
地域の健康維持・増進を促進する内部因子 ・新幹線の開通に伴う地域への看護大学の開学 ・住民の健康に対する意識の高さ ・IT技術の発達による様々な手続きの簡素化 ・保険制度の強化 ・「健康教室」の認知度向上 ・近隣の独居者への声掛けなど、ボランティアの主体性発揮 など	地域の健康維持・増進を阻害する内部因子 ・高齢化・少子化 ・感染症の蔓延 ・専門職種の確保の困難さ ・活動の財源確保（予算の継続性）の問題 ・近隣の川と頻繁な地震発生 など

記入用

目的：「演習3の1」で収集した情報をもとに、健康増進と支援を目標としてSWOT分析の枠組みに沿って、分類する。

強み（Strengths）	弱み（Weaknesses）
機会（Opportunities）	脅威（Threats）

演習の3（用紙3）

記入例

目的：「演習3の2」でまとめた情報をもとに、「地域の健康維持・増進と支援」の計画を整理できる。

	機会×強み	機会×弱み
提案	地域集団の強みを機会に活かし成長・発展する。 ・「健康」をテーマとした大学生と地元高齢者や中小学生、保育園児童の交流の場をつくる ・季節のイベント時期に合わせて、健康活動内容やミニ健康講座のテーマを設定していく ・IT技術を活かし、「健康散歩」アプリを開発し、住民に活用してもらう	弱みを補って機会を活かせるように対策する。 ・地区の公民館の予算に健康教室の活動が組み込まれると活動しやすいのではないかと提案し、予算獲得に努める ・地域住民の健康を中心に活動の目的を明確にしていく ・住民同士で防災マップを作ることを通して、住民間のつながりを持ち、災害対策を進める
	脅威×強み	脅威×弱み
	強みを活かし、脅威を避けて成長・発展する。 ・予算獲得できるよう、継続的に働きかけていく必要がある ・健康教室の内容などに対する意識調査を行う ・交通の利便性が良くなったため、地域をアピールしていく	弱みを理解し、脅威やリスクを避け、影響を最小限にする。 ・地域のニーズに合わせた健康支援内容にする必要があるため、子育て支援、介護予防など対応できるようにする ・行政や地域住民、近隣大学など地域の資源を活用し、災害対策をしていく

まとめ：地域の健康維持・増進するポイントや支援方法を吟味し、提案の優先順位を決め、まとめよう

- 健康支援内容については、子育て支援、介護予防など健康教室の開催など、住民の意見を汲み取り、柔軟に対応していく
- 災害対策：地域の災害対策を住民と共有し、行政や地域住民、近隣大学など地域の資源を活用し、災害対策を進める

記入用

目的：「演習3の2」でまとめた情報をもとに、「地域の健康維持・増進と支援」の計画を整理できる。

	機会×強み	機会×弱み
提案		
	脅威×強み	脅威×弱み

まとめ：地域の健康維持・増進するポイントや支援方法を吟味し、提案の優先順位を決め、まとめよう

第7章

地域を支える4つの「助」
―演習：自助・互助・共助・公助の
　　　　実践例の検討

　地域包括ケアシステムとは、住み慣れた地域で自分らしい暮らしを続けられるよう、住まい・医療・介護・介護予防・生活支援を一体的に提供するしくみである。本章では、このシステムの核となる「自助」「互助」「共助」「公助」の4つの概念を、実際の事例を通じて振り返り、地域包括ケアシステムづくりにかかわる専門職の役割について学習を深める。以下の4つの事例を通じて、地域包括ケアシステムの多様性と柔軟性を検討する。
　1 難病患者から難病ピア・サポーターへ
　2 私有地から広がる地域の絆
　3 花で紡ぐ地域の絆
　4 切れ目のない子育て支援
これらの事例を通じて、地域包括ケアシステムが地域住民の主体的な参加と協力によって成り立つ生きたシステムであることを理解し、さらなる地域での活動や取り組みの具体的な支援を考える。

I 難病患者から難病ピア・サポーターへ
— 豊田省子さんの自助と互助の実践 —

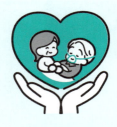

　元看護師の豊田省子さんは、2008年に難病と診断された後、自身の経験を活かし難病ピア・サポーターとして活動を始めた。本記事では、豊田さんの活動を通じて、難病患者支援における「自助」と「互助」の重要性、そして地域包括ケアにおけるその位置づけを探る。

1 活動のきっかけ

　元看護師で看護大学教員だった豊田省子さんは、2008年に難病であるシェーグレン症候群と診断された。6週間に一度通院で、免疫抑制剤による治療が開始された。

　同じ病気の人に会いたいと思った豊田さんは、インターネットで「シェーグレン友の会」という患者会主催の医療講演会を知り、東京で参加した。患者会に参加したことで、次のことを実感した。

1 つらいのは自分一人ではない
2 患者ならではの「知恵」や「工夫」を知ることができる

　病気で仕事を失い、ハローワークに通う時期に、県実施の「ピア・サポーター養成研修」に参加した。日本カウンセリング学会の認定カウンセラーの資格をもっていた豊田さんは、2015年、難病相談支援センターで難病ピア・サポーターとしての活動を開始した（図7-1）。

2 活動内容

- 活動場所：とちぎ難病相談支援センター
- 内容：週に1回、地域で暮らす難病を抱えている住民の相談を

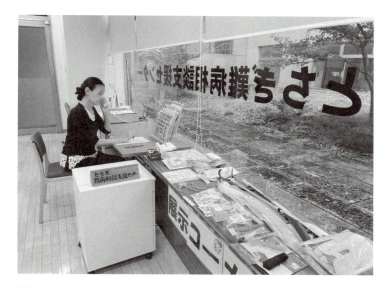

図 7-1　豊田さんの活動

受けている。

3　豊田さん本人の思い

　ピア・サポーターの活動を通じて気づかされるのは、私自身のセルフケアの話をしていても、決して一方通行ではないという現実である。すなわち「相談する人・される人」という構図ではなく、気づくと私も相談（お世話）されているのである。「相談」あるいは「患者交流会」の場での情報交換を通じて、それぞれが抱えている生活課題をお互いにひも解いていることに気づかされるのである。

　難病患者の一人として病と共存しつつ生きていくという大きな人生課題に向き合うとき、このような仲間からの支持・支援はかけがえのない力を生む。そのような持ちつ持たれつの関係で人生の伴走を目指すことは、地域包括ケアにおける「互助」と思えるのである。

　「難病」と告げられた時の衝撃は大きい。せめて「希少疾患」と呼び名が変わることを願いつつ「同じ病気の人に会いたい・話がしたい」というニーズがある限り、この活動を続けていきたい。

豊田さんの望みを以下に表す（表7-1）。

表7-1　豊田さんの望みの分析

	望み	活動
自助	・理解者・伴走者が欲しい ・QOLを下げたくない ・セルフケアの実際を知りたい ・難病患者と会って、話がしたい ・ピア・サポーターとして成長したい	・とちぎ難病相談支援センターでピア・サポーターとして地域で暮らす難病を抱えている住民の相談を受けている ・病期が進行しても、ピア・サポーターであり続ける ・患者会という「出会いの場」・「語りの場」であるサロンへの参加・参画 ・全国難病センター研究会 研究大会への参加（2回/年）
互助	・自分の経験をとおして人の役に立ちたい ・個別な支援を提供したい ・ピア・サポーターとして横の連携をもちたい	・他者との情報交換（日常生活上の知恵や工夫・治療など） ・「語りの場」である患者会サロンの参画・参加 ・疾患グループ別交流会の企画と運営、振り返りなど ・ピア・サポーターのフォローアップ研修で「人材育成」 ・難病関連図書の選書・購入・貸し出し ・専門雑誌『難病と在宅ケア』への投稿支援

4 この実例の地域包括ケアにおける活動の位置づけ

1 自助
- 難病と診断された当事者が病気について知識を調べること
- 患者会に参加し、活動すること

2 互助
- 年1回の難病患者会に参加し、病気について参加者どうしで共有すること

3 共助
- 医療保険の利用　など

4 公助
- 難病の医療費控除
- 高額医療費　など

本稿の作成にあたり、多大なご協力をいただいた豊田省子氏に感謝します。

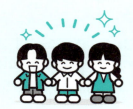

Ⅱ 私有地から広がる地域の絆
―平山直子さんが築いた農業体験コミュニティの軌跡―

農家出身の故・平山直子さん（享年79歳）は、脳卒中から回復した後、自宅農地を開放し「ピーちゃんクラブ」を立ち上げた。農業体験を通じて世代を超えた交流の場を創出し、地域の絆を深めるこの活動は、自助と互助の精神に基づく新たな地域包括ケアの形を示している。平山さんの突然の逝去後も、その意志は受け継がれ、活動は継続している。

1 活動のきっかけ

脳卒中療養中の平山直子さん（当時61歳）は、「千葉自然学校」の研修に参加した。観光農業などの視察を重ね、元千葉大学の大江靖雄教授（現東京農業大学教授）が塾長を務めていた「千葉県グリーンブルーツーリズム担い手塾」で「ピーちゃんクラブ」を企画した。

賛同者とともに、自宅農地を開放し、「八街名産・落花生」の1年を通じた農業体験を行うクラブを運営。種まきから脱粒までの作業をクラブ員の手で行っている。

2 活動の広がり

ピーちゃんクラブの活動をもとに、市の観光農業への協力や、台湾の高校生などの留学体験受け入れも行った。クラブ員のなかには、庭の立木を伐採して小屋やテーブル、椅子などを作成する会員も現れ、手つかずだった竹林の開墾も行った。

NPO法人八街さくらの会（林政男理事長）は、市民交流事業として他団体と共催で市内の高校校庭での「観桜会」を開催していた。ピーちゃんクラブが開墾した平山家の竹林は「すぐるの広場」と名付けられ、八街さくらの会によって桜が植樹された。現在は

ピーちゃんクラブの有志が管理を行っている。
　感染症の流行で一時中断していた活動も、2023年から「すぐるの広場」での「お花見の会」が復活。2024年4月は雨天のため地元の「公民館」で実施し、約100人が参加した。

3　活動内容

活動場所：すぐるの広場（八街市朝日区）と平山家農地（図7-2、7-3）
参加者：ピーちゃんクラブの有志10名
頻度：
- すぐるの広場の手入れ：月2回（土曜日）
- お花見会：年1回（4月第1土曜日）
- 収穫祭：年1回（秋）

4　本人の思い

　天草の農家出身の平山直子さんは、農業を通じた親戚の集まりの楽しい思い出を、核家族で育った人々にも味わってほしいと願っていた。一方、高齢化に伴い、土地の管理が難しくなっていた。農業収益では管理のためのアルバイト雇用も難しく、自宅農地の管理を一緒に楽しくできる人の出現を望んでいた。
　脳梗塞後の療養中に思いついた観光農業の研修から体験農業の実践へと発展させ、リハビリと称して「ピーちゃんクラブ」を主催し始めた。左に傾き、左足を引きずりながら不安定な足取りで畑を歩き、転倒してはみんなをひやひやさせた。そんな状況でも彼女は明るい笑顔で、落花生栽培やニンジンジュース作りを通じて、人々がつながり助け合う民間型の地域包括支援をゼロから築き上げていった。

5　活動の継続

　自身を含めたメンバーの高齢化問題に対し、農地に上総掘りで井戸を掘って水やりをしやすくしたり、若いメンバーを増やすことなどを検討していた。しかし2024年5月12日未明、急性心不

全で突然急逝した。

　直子さんの遺志を継いで、ピーちゃんクラブのメンバーは月2回の活動を欠かさず実行している。彼女が残した小さな種は、メンバーによって引き継がれ、今日も落花生がすくすくと育っている。

6 この実例の地域包括ケアにおける活動の位置づけ

❶ 自助

　平山直子さんは自ら研修に参加し、ピーちゃんクラブを企画運営。八街さくらの会にも加入（副理事）して「すぐるの広場」の管理ができるよう采配した。

❷ 互助

　土地と労力を提供する代わりに、ピーちゃんクラブやさくらの会の人材を招き入れ、双方にとってwin-winの関係になるよう協力関係を発展させた。

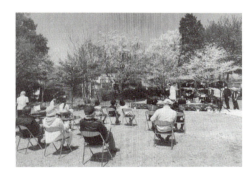

図7-2　年に1度のお花見会

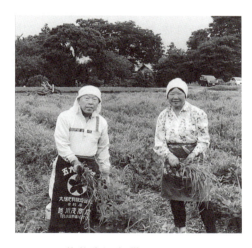

図7-3　落花生の収穫

Ⅲ 花で紡ぐ健康と絆
―健康長寿と癒しのお花畑の会が育む地域共生社会―

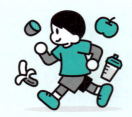

「健康長寿と癒しのお花畑の会」は、園芸活動を通じて地域住民の健康増進と交流を図る住民主体の取り組みである。大学教員と行政の協働から生まれたこの活動は、参加者の自発性を重視し、地域の絆を深めながら、地域包括ケアにおける自助と互助の新たな形を示している。

1 活動のきっかけ

　大東文化大学地域看護学教員と行政担当者が協働し、地域看護の視点から「健康長寿と癒しのお花畑の会」を結成した（図7-4、7-5）。これは「地域のお茶の間」を目指す住民主体の組織づくり型保健活動である。健康増進を目的とした地域住民間の交流を図るため、園芸活動を中心とした住民組織へのサポート方法を検討した。

　2019年9月、地域イベントで住民に「健康長寿と癒しのお花畑の会」の趣旨を説明し、参加を促した。

　約1か月後の2019年10月、教員による初めてのプロジェクト説明会が開催された。参加した地域住民9名に「ガーデニングを通じて、参加者どうしの交流や花と緑にあふれる街づくりを目指す」と説明し、意見交換の時間を設けた。最終的に6名が「健康長寿と癒しのお花畑の会」をスタートさせた。

　2019年12月の第2回説明会では、参加者6名の働きかけにより、会員が20名に増加した。住民たちは園芸活動・作業の進め方、小グループの構成、活動時期と時間帯について討議するようになった。教員および行政関係者は、住民による自主的な組織運営や、住民どうしの会話、情報交換を尊重しながら進行を支援した。

2 活動内容

活動場所：町内の公的な敷地内

内容：
- 参加者が自発的に担当や活動日程を決め、土づくり、植える花の調達を実施する
- 水やりは通りかかる際に自己判断で行う
- 2週間に1回、自発的に集まり、園芸作業を行う

3 参加者の思い

- 気軽に集える場所として、負担なく参加できる
- 植える花を選べることや、土をいじることで体力の維持とストレスの発散につながる

4 この実例の地域包括ケアにおける活動の位置づけ

❶ 自助
- 参加の意思決定をしたこと
- 自ら役割を担うこと

❷ 互助
- 参加者との共同作業を通して地域や生活情報を共有できる
- 互いの健康を気遣うこと

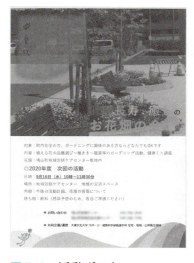

図7-4　活動ポスター

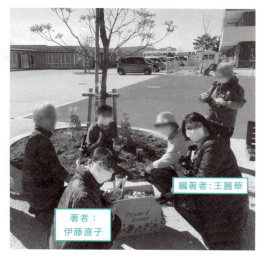

図7-5　活動の様子

Ⅱ 切れ目のない子育て支援
―栃木県那珂川町の包括的アプローチ―

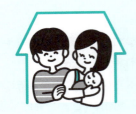

　栃木県那珂川町では、妊娠期から学齢期まで切れ目のない子育て支援を実現している。かかりつけ保健師制度を中心に、母子保健と学校保健の連携、思春期教育、そして児童福祉との協働により、包括的な支援体制を構築している。この先進的なアプローチは、子どもの健やかな成長と家庭の安定を目指す地域包括ケアの新たなモデルとなっている。

1 妊娠期からの母子保健の支援について

❶ 母子手帳交付までの流れ
①医療機関で妊娠の確定診断を受ける。
②医療機関から妊娠届が発行される。
③妊娠届を自治体（市町）へ提出し、母子手帳が交付される（図7-6）。

❷ かかりつけ保健師制度
　那珂川町では、妊娠届提出時に保健師による「母子手帳交付時面接」を行う。面接した保健師が「かかりつけ保健師」となり、妊娠後期面接、赤ちゃん訪問、場合によっては乳幼児健診時の面接も担当する。これにより、妊産婦・乳児の一貫したサポートを実

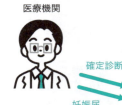

①医療機関で妊娠の確定診断を受ける
②医療機関から妊娠届が発行される
③妊娠届を自治体（市町）へ提出することで母子手帳が交付される

図7-6　母子手帳交付までの流れ

現している。

③ 母子健康手帳交付時面接の内容

母子健康手帳交付時の面接では、以下の内容を確認する。

- 母親の体調
- 既往歴や生育歴（母親自身の生活環境・家族関係など）
- 妊娠中や育児のサポート状況
- 赤ちゃんを安全に迎える家庭環境

パートナーが同席する場合は、子育てに関する夫婦間の考えや育児の不安についても聴き取りを行う。

④ かかりつけ保健師制度の利点

「かかりつけ保健師」制度の特徴は、妊娠期から産後を通じて母親の状況を把握できることである。これにより、必要な支援やサービスを推察しやすくなる。特に、若年・**特定妊婦**など支援が必要なケースでは、妊娠期から病院・産院との連携が重要となる。

> **KEYWORD**
> **特定妊婦**
> 児童福祉法において「出産後の養育について出産前において支援を行うことが特に必要と認められる妊婦」と定義されている。

2 乳幼児期の支援

① 乳児の成長・発達支援

乳児の成長・発達は、赤ちゃん訪問、乳幼児健康診査・相談、育児教室などで確認する。これらの機会は、子どもだけでなく母親の心身の状態を確認し、社会からの孤立を防ぐ場でもある。発達がゆっくりである子どもには、二次健診（県）や養育・医療機関の受診を勧奨したり、**認定こども園**など各機関と協力して子育て支援に取り組んでいる（図7-7）。

3 学齢期の支援

① 母子保健と学校保健との連携

こども園から小学校への進学時には、保健師、こども園、教育委員会から小学校へ、児童の引継ぎを行う。特に配慮が必要な児童については、スムーズな学校生活のため情報共有を行う。

> **KEYWORD**
> **認定こども園**
> 幼稚園と保育所の機能を併せ持つ施設。就学前の子どもに教育・保育を一体的に提供し、地域の子育て支援も行う。保護者の就労状況にかかわらず利用できる。認定基準は内閣総理大臣・文部科学大臣が定める基準に従い、各都道府県等が条例で定める。多様な保育ニーズへの対応を目的とし、幼保連携型、幼稚園型、保育所型、地方裁量型の4類型がある。

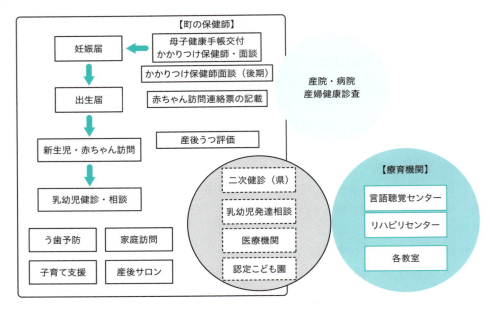

図7-7　乳児の成長・発達支援の全体像

2 思春期教育の取り組み

小学校高学年から高校生を対象に「思春期教室」を開催している。この年代は心身の急速な成長により精神的に不安定になりやすい。若年妊婦や若年層の自殺増加などの社会問題を踏まえ、性教育だけでなく「命の大切さ」や「自他尊重のあり方」を学ぶ機会を提供している。

4　包括的な支援体制

1 母子保健と児童福祉の連携

子育て支援課内には、母子保健部門のほか「子ども家庭総合支援拠点」（2025［令和7］年より「子ども家庭センター」へ名称変更予定）が設置されている。主に臨床心理士や社会福祉士が従事し、虐待予防の観点から支援が必要な家庭については、保健師と情報を共有し、それぞれの役割で支援する（図7-8）。

2 地域ネットワークによる支援

要保護児童対策地域協議会では関係機関と情報共有を行い、支援の内容・方向性を協議している。

> **KEYWORD**
> **要保護児童対策地域協議会**
> 児童福祉法に基づき市町村に設置が努力義務づけられている法定の組織で、虐待を受けた子どもなど支援が必要な児童について、児童相談所・学校・医療機関などの関係機関が守秘義務のもと情報を共有し、連携して支援を行う協議体である。

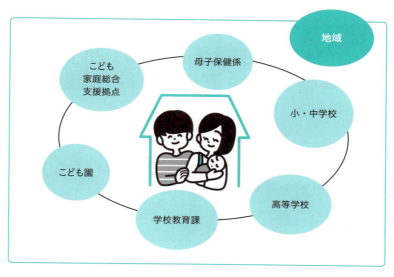

図7-8 母子保健と児童福祉の連携

参考文献
1)平野かよ子,他編:健康支援と社会保障②,公衆衛生〈ナーシング・グラフィカ〉,第5版,メディカ出版,2021,p.15
2)一般社団法人日本公衆衛生看護学会:https://japhn.jp/(最終アクセス日:2024/9/12)
3)一般社団法人全国保健師教育機関協議会:公衆衛生看護学教育モデル・コア・カリキュラム(2017),平成30年3月,https://www.zenhokyo.jp/work/doc/core-curriculum-2017-houkoku-3.pdf(最終アクセス日:2024/9/12)
4)厚生労働省:厚生労働省告示第四百三十号,https://www.mhlw.go.jp/bunya/kenkou/dl/kenkounippon21_01.pdf(最終アクセス日:2024/9/12)
5)厚生労働省:生活保護制度,https://www.mhlw.go.jp/stf/seisakunitsuite/bunya/hukushi_kaigo/seikatsuhogo/seikatuhogo/index.html(最終アクセス日:2024/9/12)
6)出入国在留管理庁:令和4年6月末現在における在留外国人数について,令和4年10月14日,https://www.moj.go.jp/isa/publications/press/13_00028.html(最終アクセス日:2024/9/12)
7)厚生労働省:地域保健,https://www.mhlw.go.jp/stf/seisakunitsuite/bunya/tiiki/index.html(最終アクセス日:2024/9/12)
8)独立行政法人労働者健康安全機構:産業保健とは,https://www.johas.go.jp/sangyouhoken/tabid/649/Default.aspx(最終アクセス日:2024/9/12)
9)厚生労働省:地域・職域連携情報,https://www.mhlw.go.jp/stf/seisakunitsuite/bunya/kenkou_iryou/kenkou/index_00028.html(最終アクセス日:2024/9/12)
10)文部科学省:学校保健,学校給食,食育,https://www.mext.go.jp/a_menu/01_k.htm(最終アクセス日:2024/9/12)

復習シート

第7章
地域を支える4つの「助」
―演習：自助・互助・共助・公助の実践例の検討

実例を読み、地域共生社会をめざす地域包括ケアシステムづくりにかかわる専門職の役割を考えてみよう。

実例のタイトル

1 | 実例を読み、重要と思うキーワードをあげて、説明してみよう。

2 | 実例の活動を理解したうえで、実例の主人公が地域社会で果たした役割を記述してみよう。

3 | 実例の活動を継続するために必要な支援を整理して記述してみよう。

4 | 実例を読み、地域共生社会をめざす地域包括ケアシステムづくりにかかわる専門職の職種をあげて、その役割を記述してみよう。

索引

数字・欧文
- 8050問題 ... 189
- ADL ... 15
- asset ... 20
- CAP ... 223
- CAPモデル ... 223, 224
- care ... 22
- Discharge Planning ... 139
- DX ... 203
- EOL ... 108
- hub ... 71
- ICF ... 14
- ICN ... 23
- PDCAサイクル ... 127
- QOL ... 16
- SDM ... 201
- SMON ... 95
- SWOT分析 ... 225

あ
- アセット ... 20
- アドバンス・ケア・プランニング ... 108
- 新たな時代に対応した福祉の提供ビジョン ... 8

い
- 育成医療 ... 106
- 一次医療圏 ... 35
- 一般介護予防事業 ... 38, 87
- 医療 ... 46
- 医療介護総合確保推進法 ... 31, 34
- 医療介護連携部会 ... 192
- 医療圏 ... 35
- 医療的ケア児 ... 112
- 医療的包括ケア ... 41
- 医療保険 ... 84, 109
- 医療保険制度 ... 84
- インクルーシブ教育システム ... 113
- インテーク ... 163

う
- ウェルビーイング ... 16
- 栄養指導 ... 147

え
- エンド・オブ・ライフケア ... 108

お
- オレム ... 47
- オレンジカフェ ... 89

か
- 介護 ... 46
- 介護給付 ... 87, 105
- 介護給付費適正化事業 ... 39
- 介護支援専門員 ... 159, 161
- 介護保険 ... 84, 109
- 介護保険制度 ... 86
- 介護予防 ... 32, 46
- 介護予防・生活支援サービス事業 ... 38, 87
- 介護予防・日常生活支援総合事業 ... 81
- 介護予防ケアマネジメント ... 52, 182
- 介護予防ケアマネジメント業務 ... 187
- 介護予防サービス ... 87
- 介護予防支援事業 ... 52, 182
- 介護予防部会 ... 192
- 介護老人福祉施設 ... 89
- 介護老人保健施設 ... 89
- 回復期 ... 35
- 家族 ... 4
- 家族介護支援事業 ... 39
- 学校保健 ... 130
- 家庭訪問 ... 127
- 通いの場 ... 89
- 看護学 ... 20
- 看護ケア ... 24
- 看護小規模多機能型居宅介護 ... 90
- 看護の役割 ... 24
- がんサバイバー ... 212

き
- 機能強化型在宅療養支援診療所 ... 200
- 機能訓練 ... 147
- 虐待ケース会議 ... 193
- 急性期 ... 35
- 給付 ... 39
- 共済保険 ... 85
- 共助 ... 49
- 共同生活援助 ... 106
- 共有意思決定 ... 201
- 虚弱 ... 80
- 居宅介護 ... 105
- 居宅介護支援事業所 ... 162
- 居宅サービス ... 87
- 居宅サービス計画書 ... 167

く

暮らし	12
グループホーム	90, 106
訓練給付	106
訓練等給付	105

け

ケア	22
ケア移行	82
ケアハウス	90
ケアプラン	167
ケアプラン作成	159, 164
ケアマネジメント	163, 167
ケアマネジャー	159, 161
ケアリング	10
計画相談支援	105
健康	14
健康教育	128
健康寿命	34
健康診査	128
健康相談	128
健康日本21	18
健康の定義	14
健康保険	85
権利擁護	52, 181
権利擁護業務	182, 185
権利擁護部会	192

こ

後期高齢者医療制度	85
公式集団	4
公衆衛生看護	123
公衆衛生看護活動	126
公助	49
更生医療	106
行動援護	105
高度急性期	35
合理的配慮	113
高齢化率	79
高齢者	79
高齢者世帯	34
国際看護師協会	23
国際生活機能分類	14
国民健康づくり運動	17, 18
国民健康保険	85
互助	48
子ども家庭センター	248
個別支援会議	191, 192

コミュニティ・アズ・パートナーモデル	223
雇用保険	84

さ

サービス担当者会議	164
サービス付き高齢者向け住宅	90
在宅医療	144, 199
在宅医療・介護連携推進事業	38
在宅医療診診連携	203
在宅看護	204
在宅リハビリテーション	113
在留外国人	125
サロン	89
三次医療圏	35

し

支給	39
自助	47
施設サービス	87
施設内連携	62
施設入所支援	105
自然環境	3
自治会	71
市町村保健センター	129
指定難病	96
社会権	50
社会福祉協議会	53
社会福祉法	8
集団	3
重度障害者等包括支援	105
重度訪問介護	105
住民参加	46
就労移行支援	106
就労継続支援A型（雇用型）	106
就労継続支援B型（非雇用型）	106
就労定着支援	106
主任介護支援専門員	162
障害支援区分	101
障害者（児）	97
障害者基本法	104
障害者自立支援法	98
障害者総合支援法	98, 109
小規模多機能型居宅介護	90
小地域ケア会議	191, 192
小児がん	112
ショートステイ	89, 105
職域保険	85
自立訓練	106

自立支援医療	98, 106	ダブルケア問題	189
自立支援給付	98, 105	団塊の世代	34
自立生活援助	106	短期入所	105
診療報酬	143	短期入所生活介護	89
診療報酬改定	141	短期入所療養介護	89

す

住まい	45
スモン	95

せ

生活	11
生活介護	105
生活訓練	106
生活行動に関する調査	11
生活支援	45
生活支援体制整備事業	39
生活の質	16
生活保護受給者	125
生活保護制度	125
生活を整えるケア	42
正常老化	80
精神通院医療	106
精神保健医療福祉の改革ビジョン	104
精神保健福祉法	104
生存権	49, 50
成年後見制度	101
成年後見制度利用支援事業	101
セルフケア	47
船員保険	85
全人的ケア	24

ち

地域	3, 20
地域・職域連携	131
地域医療構想	34
地域完結型医療	137
地域看護	20
地域共生社会	6
地域ケア会議	191, 192
地域参加	42
地域支援事業	36
地域社会	3
地域生活支援事業	98, 106
地域相談支援	105
地域組織化	128
地域福祉	8
地域包括医療病棟	148
地域包括ケア	40
地域包括ケアシステム	31, 40
地域包括ケア病棟	146
地域包括支援センター	51, 177
地域包括支援センターの運営	38
地域保険	85
地域密着型介護予防サービス	87
地域密着型サービス	87
地域連携相談室	54

つ

通所介護	89
通所型介護予防事業	181
通所リハビリテーション	89
集いの場	89

そ

総合相談支援	52
総合相談支援業務	181, 182
相談支援	105
相談支援専門員	208
相補的自立性	203
ソーシャル・キャピタル	42
組織	62
組織内連携	62

て

デイケア	89
デイサービス	89

た

退院計画	139
退院支援	139
退院支援加算	141
対象者把握事業	181
多剤併用	81, 201

と

同行援護	105
特定疾病	212
特定妊婦	247
特別養護老人ホーム	89

な
ナイチンゲール ... 23
難病法 ... 95, 109

に
二次医療圏 ... 35
二次予防 ... 181
二次予防事業 ... 181
二次予防事業評価事業 ... 181
日常生活動作 ... 15
日本国憲法第25条 ... 20
入退院支援 ... 137, 139
入退院支援のプロセス ... 152
認知症 ... 215
認知症カフェ ... 89
認知症施策推進事業 ... 38
認知症対応型共同生活介護 ... 90
認定こども園 ... 247

ね
ネットワーク ... 70
年金保険 ... 84

の
ノーマライゼーション ... 97

は
バーナード ... 60
ハイリスクアプローチ ... 127
花畑プロジェクト ... 43, 72
ハブ ... 71

ひ
非公式集団 ... 4
被用者保険 ... 85

ふ
服薬指導 ... 147
部門 ... 64
フレイル ... 80, 214
文化多様性条約 ... 5
文化力 ... 21

へ
平均寿命 ... 17
ヘルスプロモーション ... 17, 127

ほ
放課後デイサービス ... 117

包括型地域生活支援プログラム ... 111
包括的・継続的ケアマネジメント支援 ... 52, 181
包括的・継続的ケアマネジメント支援業務 ... 182, 186
包括的支援事業 ... 38, 181
訪問型介護予防事業 ... 181
訪問看護師 ... 204
訪問看護ステーション ... 67, 204
保健師 ... 124
保健所 ... 129
補装具 ... 106
ポピュレーションアプローチ ... 127
ポリファーマシー ... 81, 201

ま
慢性期 ... 35

み
ミルトン・メイヤロフ ... 22
民生委員 ... 54

や
病みの軌跡理論 ... 206
ヤングケアラー問題 ... 189

よ
要介護 ... 87
要介護認定 ... 86, 160
要支援 ... 87
養生 ... 17
要保護児童対策地域協議会 ... 248
予防給付 ... 87

り
療育支援 ... 113
療養介護 ... 105
リロケーションダメージ ... 82

れ
連携 ... 59, 61

ろ
労災認定 ... 130
労災保険 ... 84
ロバート・パットナム ... 42

わ
「我が事・丸ごと」地域共生社会実現本部 ... 6

おわりに

　人口構造や疾病の傾向が変化し、療養の場が多様化する中で、地域包括ケアシステムの推進が求められている。これに応えるため、多職種が連携して適切な保健・医療・福祉サービスを提供することが期待されている。このような状況下で、看護職員には対象者の多様性や複雑性に対応できる看護を生み出す能力が必要とされている。こうした背景を受け、看護基礎教育では2022年度から新しいカリキュラムが導入された。具体的には、「地域・在宅看護論」の単位数が増加し、「地域包括支援」に関連する施設での臨地実習が実施されるようになった。

　すべての看護学生が「地域包括ケアシステム」について学ぶことになったものの、教育現場では何をどこまで教えるべきか模索している。実際、同行訪問や利用者との対面が難しいという理由で実習先を断られることもあると聞く。また狭い事務所のため、一度に受け入れる学生は1名という厳しい条件を出されることもある。著者は2023年から「地域包括支援論」と「地域包括支援実習（地域包括支援センター）」のカリキュラム構築と演習、実習を主軸に行っており、授業構築や実習場の確保をしながら、この著書の内容を深めていった。もう一人の編者である王麗華先生も、2018年から地域包括ケア論の教育に取り組んでおり、現場で学生を指導する看護職や看護学生の役に立つテキストを作ろうと、各章を担当された諸先生方と議論を重ね、本著の内容がより濃く実践的なものへと進化したと感じている。

　編者2名は、国際医療福祉大学の初代学長だった故・大谷藤郎先生のもとで看護基礎教育を学んだ。大谷学長はしばしば「協働」という言葉を白板に書き、有機的なコミュニケーションによる多職種連携の重要性を説いていた。地域完結型のケアである地域包括ケアでは、連携のスキルが重要であり、地域で活躍する看護師には、対象者のためにあらゆる資源を「つなぐ力」が求められる。編者らは、この考え方の基礎を大学教育で学んだ。一方、命を救う医療の傍らに存在する看護から、今を生きる人に寄り添い、その人生の一部を伴走する看護まで幅広い領域をカバーする

看護のことを、故・荒井蝶子先生（元国際医療福祉大学保健学部教授）は「看護は宇宙」と語っていた。病室という空間から地域、国、国際社会、宇宙へと思考を拡げることを教わった。地域格差が広がりつつある現在の日本では、地域完結型では立ち行かないこともあり、大きな視野で物事を捉える重要性を改めて感じている。30年の時を経て、改めてこの偉大な先人から学べたことに感謝している。これから看護を担う学生たちに、先人の豊かな好奇心、柔軟な思考力、広がる視野の一端でも伝えられれば幸いだ。

　地域包括ケアにおける看護の視点はまだ確立されていないが、複雑な事例に真摯に向き合う最前線の看護職の姿勢に深い敬意を表したい。地域特有の課題、限られた資源、多様な価値観の中で、バランスを取りながら適切な解決策を見出す彼らの職人技に、いつも感動を覚える。今後は皆と共に、重層的支援体制の構築に携わっていきたいと考えている。

　最後に、思いだけで突っ走っている私たちを上手に軌道修正して完成まで導いてくれたメヂカルフレンド社の塚田彌生氏、そして、執筆の機会を頂いた羽鹿敦雄氏、佐々木満氏には感謝しかない。

2024年11月

平山 香代子

Note

Note

共生社会をめざす
地域包括ケア論
―基本から実践につながる演習まで―

定価（本体2,500円+税）

2024年11月12日　第1版第1刷発行

編　著　　王　　麗華・平山　香代子 ©　　　　　　　　　　　　〈検印省略〉

発行者　　亀井　淳

発行所　　株式会社メヂカルフレンド社

〒102-0073　東京都千代田区九段北3丁目2番4号
麹町郵便局私書箱第48号　電話 (03)3264-6611　振替 00100-0-114708
https://www.medical-friend.jp

Printed in Japan　　落丁・乱丁本はお取り替え致します　　DTP／(有)マーリンクレイン
印刷・製本／三美印刷(株)
ISBN978-4-8392-1744-0　C3047　　　　　　　　　　　　　　　　　　　107114-108

- 本書に掲載する著作物の著作権の一切〔複製権・上映権・翻訳権・譲渡権・公衆送信権（送信可能化権を含む）など〕は、すべて株式会社メヂカルフレンド社に帰属します。
- 本書および掲載する著作物の一部あるいは全部を無断で転載したり、インターネットなどへ掲載したりすることは、株式会社メヂカルフレンド社の上記著作権を侵害することになりますので、行わないようお願いいたします。
- また、本書を無断で複製する行為（コピー、スキャン、デジタルデータ化など）および公衆送信する行為（ホームページの掲載やSNSへの投稿など）も、著作権を侵害する行為となります。
- 学校教育上においても、著作権者である弊社の許可なく著作権法第35条（学校その他の教育機関における複製等）で必要と認められる範囲を超えた複製や公衆送信は、著作権法に違反することになりますので、行わないようお願いいたします。
- 複写される場合はそのつど事前に小社（編集部直通 TEL03-3264-6615）の許諾を得てください。